Medizinische Fachsprache verstehen kompakt für Dummies

Schummelseite

Wenn Sie die medizinische Terminologie verstehen und anwenden wollen, müssen Sie zunächst die Körpersysteme kennen – genauer gesagt, die häufig verwendeten medizinischen Wortstämme für diese Systeme. Diese kombinieren Sie dann mit Präfixen und Suffixen, und schon können Sie die meisten dieser komplizierten Begriffe entschlüsseln.

DIE KÖRPERSYSTEME

Ihr Körper besteht aus vielen Organsystemen, die miteinander interagieren und in der Summe den Organismus ausmachen.

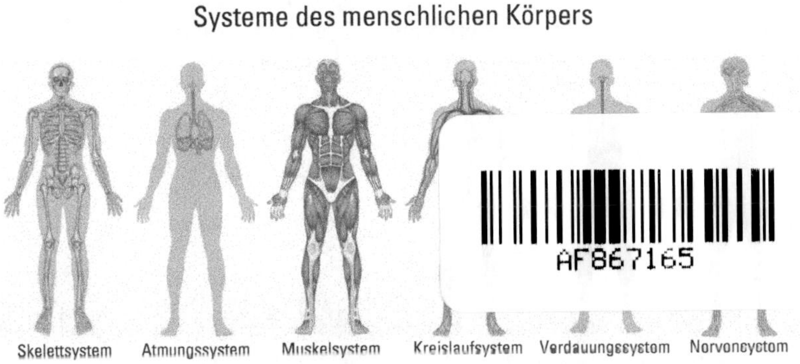

Abbildung 0.1: Die Körpersysteme des Menschen (© Vecton/Shutterstock.com)

DIE BESTANDTEILE DER WICHTIGSTEN KÖRPERSYSTEME

- **Skelettsystem:** Knochen, Achsenskelett, appendikuläres Skelett, Bänder und Gelenke
- **Muskelsystem:** Muskeln und Sehnen
- **Integumentsystem (Hautsystem):** Haut, Haare, Nägel und Hautdrüsen

Medizinische Fachsprache verstehen kompakt für Dummies

Schummelseite

- **Sinnesorgane:** Augen, Ohren, Nase, Rezeptoren in der Haut und im Mund
- **Kardiovaskuläres System:** Herz, Blutgefäße und Blut
- **Lymphatisches System:** Mandeln, Milz, Thymus, Lymphknoten, Lymphgefäße und Lymphe
- **Atmungssystem:** Nase, Rachen, Kehlkopf, Luftröhre, Lunge (Bronchien, Bronchiolen, Alveolen)
- **Gastrointestinales (Magen-Darm-)System:** Mund, Speiseröhre, Magen, Bauchspeicheldrüse, Leber und Gallenblase, Dünn- und Dickdarm, Rektum und Anus
- **Endokrines System:** Hormone, Hypophyse, Schilddrüse, Nebenschilddrüsen, Zirbeldrüse, Nebennieren, Bauchspeicheldrüse und Keimdrüsen
- **Nervensystem:** Cerebrum, Cerebellum, Hirnstamm, Rückenmark, Ganglien, Nervenfasern, enterisches Nervensystem
- **Harnsystem:** Nieren, Harnleiter, Harnblase und Harnröhre
- **Fortpflanzungssystem:** Bei Frauen Eierstöcke, Eileiter, Gebärmutter und Vagina; bei Männern Hoden, Nebenhoden, Samenleiter, Samenbläschen, Prostata, Harnröhre und Penis

WICHTIGE WORTSTÄMME IN DER ANATOMIE UND PHYSIOLOGIE

Der Wortstamm ist der wichtigste Bestandteil eines Wortes und zeigt Ihnen in der Regel an, um welches Thema oder um welchen Körperteil es sich handelt.

Wortstamm	Bedeutung
abdomin/o	Abdomen, Bauch
aden/o	Drüse
anter/o	vorne, anterior
arteri/o	Arterie

Medizinische Fachsprache verstehen kompakt für Dummies

Schummelseite

Wortstamm	Bedeutung
audi/o	hören
bi/o	Leben
brachi/o	Arm
bronchi/o, bronch/o	Bronchus, Bronchien
carcin/o	Krebs
cardi/o	Herz
col/o	Dickdarm, Kolon
cyt/o	Zelle
derm/o, dermat/o	Haut
dors/i, dors/o	Rücken, dorsal
encephal/o	Gehirn
gastr/o	Magen
gynec/o	Frau, weiblich
haemat/o	Blut
hist/o, histi/o	Gewebe
intestin/o	Darm
lapar/o	Bauchraum, Lende, Flanke
lymph/o	lymphatisches Gewebe, Lymphe
my/o	Muskel
neur/o	Nerv
ocul/o	Auge
ophthalm/o	Auge
optic/o, opt/o	sehen, Sehvermögen
or/o	Mund
ot/o	Ohr
path/o	Krankheit

Medizinische Fachsprache verstehen kompakt für Dummies

Schummelseite

Wortstamm	Bedeutung
pharmac/o	Arzneimittel
pulmon/o	Lunge(n)
sept/o	Scheidewand, Septum
septic/o	Infektion, Sepsis
thorac/o	Brustkorb/Thorax
thyr/o	Schilddrüse
trachel/o	Hals, Gebärmutterhals
trich/o	Haar, haarähnlich
ventr/o	Bauch, vordere Körperseite (ventral)
viscer/o	Eingeweide, innere Organe

GRIECHISCHES IN MEDIZINISCHEN BEGRIFFEN

Die meisten heute gebräuchlichen medizinischen Fachausdrücke stammen aus dem Lateinischen oder dem Griechischen. Schließlich gelten die Griechen als Begründer der modernen Medizin. Beispiele für auf dem Griechischen basierende medizinische Begriffe sind:

- ✔ **Adenoid** stammt vom griechischen *aden* (»Drüse«) und *oeides* (»ähnlich«). Der Begriff wurde früher für »adenoide Vegetationen« (Rachenmandelvergrößerung) verwendet.
- ✔ Sowohl Latein als auch Griechisch spielen bei der Wurzel des Wortes **Herz** (*cardium*) eine Rolle; es geht auf das griechische *kardia* zurück.
- ✔ **Coccyx** (Steißbein) stammt von dem griechischen Wort *kokkux* für »Kuckuck« ab – das Steißbein erinnert von der Form her an einen Kuckucksschnabel.
- ✔ **Diaphorese** leitet sich ab von griechisch *dia* (»durch«) und *phoreo* (»ich trage«), wörtlich: »das Durchtragen (Ausscheiden) des Schweißes«.

Medizinische Fachsprache verstehen kompakt für Dummies

Schummelseite

- **Endokrin** verbindet die griechischen Worte *endo* («innen«) und *krinein* (»trennen«).
- **Glaukom** stammt von griechisch *glaukos* (»blaugrau«) und *-oma* (»Zustand«). Beim Glaukom tritt an die Stelle der schwarzen Pupille eine Graufärbung.
- **Pankreas** heißt so wegen seines fleischartigen Aussehens: griechisch *pan* (»alles«) und *kreas* (»Fleisch«).
- **Paraplegie** kommt von griechisch *para-* (»neben«) und *plege* (»Lähmung«).
- **Pyelos** ist ein griechisches Wort für »wannenförmiges Gefäß« und beschreibt die Form des Nierenbeckens.
- **Semantik** leitet sich von griechisch *semantikos* (»bedeutsam«) ab.
- **Venerisch**, also zu Geschlechtskrankheiten gehörend, ist abgeleitet von Venus, der Göttin der Liebe; in der Antike galt ein venerisches Leiden als eines der »Unglücke der Liebe«.

Medizinische Fachsprache verstehen kompakt für Dummies

Beverley Henderson
Jennifer L. Dorsey

Medizinische Fachsprache verstehen kompakt

für dummies®

Übersetzung aus dem Amerikanischen von
Susanne K. Hemschemeier

Fachkorrektur von Daniel Hosari

WILEY
WILEY-VCH GmbH

Medizinische Fachsprache verstehen kompakt für Dummies

Bibliografische Information der Deutschen Nationalbibliothek

Die Deutsche Nationalbibliothek verzeichnet diese Publikation in der Deutschen Nationalbibliografie; detaillierte bibliografische Daten sind im Internet über `http://dnb.d-nb.de` abrufbar.

Print ISBN: 978-3-527-72419-2
ePub ISBN: 978-3-527-85627-5

Coverfoto: M.Style – `stock.adobe.com`
Korrektur: Harriet Gehring
Satz: Straive, Chennai, India
Druck und Bindung: CPI Group (UK) Ltd, Croydon CR0 4YY

C9783527724192_020326

Über die Autorinnen

Beverley Henderson, CMT-R, HRT, blickt auf eine lebenslange Karriere im medizinischen Bereich zurück. Sie arbeitete 45 Jahre lang in Krankenhäusern in Ontario und verfügt über mehr als 40 Jahre Erfahrung in medizinischer Terminologie und Transkription. Sie leitete die Abteilung für medizinische Transkription eines großen Akutkrankenhauses und unterrichtete medizinische Terminologie für erwachsene Lernende auf Universitätsniveau. Beverley ist zertifizierte medizinische Transkriptionistin bei der Association for Healthcare Documentation Integrity (AHDI), früher American Association for Medical Transcription. Sie war Direktorin der Fakultät für Gesundheitswissenschaften und Koordinatorin des MT-Kurses an einer Online-Schule für medizinische Terminologie und Transkription, wo sie Lehrpläne entwickelte und an der Erstellung einer Reihe von Lehrvideos zur medizinischen Terminologie mitwirkte.

Heute, als »Empty Nester«, lebt sie im Sommer in Cayuga, Ontario, und verbringt die Winter zusammen mit ihrem Ehemann, mit dem sie seit 51 Jahren verheiratet ist, in Ajijic, Mexiko.

Jennifer L. Dorsey, PhD, arbeitet seit mehr als 28 Jahren im Verlagswesen für Verlage wie Wiley, Entrepreneur Press, Taunton Press und Abrams. Als Verlegerin von Broad Book Press leitet sie die strategische Entwicklung und Umsetzung von Buchprojekten für Vordenker und Fachexperten. Sie hilft Autoren, ihr Fachwissen in wirkungsvolle Bücher zu verwandeln, die Autorität aufbauen, ihre Marken stärken und ihre Reichweite vergrößern. Sie ist Autorin von »From Pitch to Print: The Nonfiction Writer's 10-Step Plan to Getting Published«. Ihren Bachelor in Journalismus erhielt sie am Saint Mary-of-the-Woods College, ihren Master- und ihren Doktortitel an der Saint Louis University. Sie lebt mit ihrem Ehemann und drei Kindern in Illinois.

Auf einen Blick

Inhaltsverzeichnis

Einleitung

Willkommen zu unserem Buch *Medizinische Fachsprache verstehen kompakt für Dummies*! Hier bekommen Sie Ihren persönlichen Einführungskurs, um die medizinischen Fachbegriffe zu erlernen, die täglich in Arztpraxen, Krankenhäusern, Kliniken, Abrechnungs- und Versicherungsunternehmen, Laboren und Apotheken verwendet werden. Dies ist eine großartige Reise nicht nur durch die Welt der medizinischen Terminologie, sondern auch durch Ihren eigenen Körper.

Keine Sorge, die wenigsten Leser werden sich gut mit Altgriechisch auskennen (was ja in diesem Fall durchaus nützlich wäre) und die meisten haben den Lateinunterricht in der Schule vermutlich als lästige Pflicht empfunden, aber wenn Sie sich für medizinische Belange interessieren, werden Sie feststellen, wie nützlich Grundkenntnisse in beiden Sprachen sind. Warum? Weil es die Kommunikation unter Medizinern aller Sprachen vereinfacht oder auch überhaupt möglich macht. Dazu müssen Sie kein Griechisch oder Latein beherrschen, sondern einfach nur wissen, wie Sie Wörter in verständliche Einzelteile zerlegen können. Sobald Sie mehr über Präfixe, Suffixe, Wortstämme und die Pluralbildung wissen, können Sie mit der Terminologie fast alles anfangen – zum Beispiel in den Körper eintauchen und die Begriffe entdecken, die zu verschiedenen Systemen, Krankheiten, Verfahren und pharmazeutischen Produkten passen.

Wenn Sie medizinische Fachbegriffe lernen wollen, umfasst das weitaus mehr als lediglich das Auswendiglernen von Vokabeln. Es ist eine Reise in eine andere (Sprach-)Welt, in der Sie entdecken werden, wie logisch und universell verständlich auch komplizierte Sachverhalte beschrieben werden können.

Über dieses Buch

Die Welt der medizinischen Terminologie kennenzulernen, kann manchmal etwas eintönig sein. Deshalb haben wir das Buch in mehrere Teile gegliedert, die sich mit verschiedenen Themengebieten befassen. Erst einmal bekommen Sie ein bisschen Hintergrundwissen zur Terminologie – zur Geschichte und zu den Akteuren, die diese »Sprache« den Menschen erst zugänglich gemacht haben. Anschließend geht es um die Feinheiten der Wortbildung und um Wortbestandteile, ihre Verwendung und die richtige Aussprache. Abschließend erhalten Sie einen Einblick in die verschiedenen Körpersysteme und die damit verbundenen Begriffe. Am Ende haben wir noch einige Top-Ten-Listen hinzugefügt, die Sie hoffentlich nützlich finden.

Konventionen in diesem Buch

Mit diesem Buch wollen wir Ihnen einen Einstieg geben, Sie also systematisch an das Thema heranführen. Unser Hauptziel ist es, Ihnen die Grundlagen der Wortbildung zu zeigen, damit Sie die Bildung und Verwendung medizinischer Begriffe auf Ihre eigene Weise meistern können. Wir schenken Ihnen keinen Fisch – wir bringen Ihnen das Angeln bei.

Um einen unterhaltsamen Ton zu gewährleisten, verwenden wir in diesem Buch (wie in allen *...für Dummies*-Büchern) einige Konventionen, die Sie anderswo vielleicht nicht finden. Sie erwartet nun im Folgenden:

- ✔ Zunächst finden Sie ein Kapitel über die Entwicklung und die Bedeutung der medizinischen Fachsprache. Sie werden feststellen, dass wir in diesem Buch sehr viel mit Listen arbeiten, weil wir der Meinung sind, dass diese Art der Darstellung übersichtlicher ist und das Lernen erleichtert.
- ✔ Etliche Tabellen geben Einblicke in den Aufbau medizinischer Begriffe. Viele davon werden in verschiedenen Formen mit »/« dargestellt. In diesen Fällen steht der Wortstamm vor dem »/«, gefolgt vom verbindenden Vokal oder einem anderen verbindenden Laut. Wenn Sie beispielsweise »crani/o« sehen, bedeutet dies, dass »crani« der Wortstamm und »o« der verbindende Vokal ist.
- ✔ Neue Begriffe sind *kursiv* gedruckt, um sie leichter zu erkennen, und diese Begriffe finden Sie in der Regel auch im Stichwortverzeichnis; wichtige Informationen in Tabellen sind **fett** gedruckt und alle `Verweise auf Webseiten` finden Sie unter dieser Markierung.
- ✔ Die weiteren Kapitel sind nach Körpersystemen unterteilt. Jedes dieser Kapitel erklärt Ihnen kurz die Funktionsweise des jeweiligen Körpersystems, um Ihnen einen Kontext für die verwendeten Wörter zu geben.
- ✔ Wir nutzen Bilder! Die bildlichen Darstellungen sollen Ihnen helfen, die Inhalte zu verstehen und leichter im Gedächtnis zu behalten.
- ✔ Wir haben versucht, die Sprache einfach zu halten. Ärzte sind ja Meister darin, Sachverhalte so darzustellen, dass selbst kundige Patienten kein

Wort verstehen. Aber wir sind keine Ärzte und versuchen daher, die Dinge in möglichst einfacher Sprache zu erklären. Vermutlich stecken Sie ohnehin schon bis zum Hals in fachsprachlichen Begriffen, also kann es nicht schaden, ab und zu Dinge etwas lockerer zu erklären.

Was Sie nicht lesen müssen

Zugegeben, es gibt viel über medizinische Terminologie zu lernen, aber wir begleiten Sie auf dieser Reise. Denken Sie daran: Sie müssen dieses Buch nicht von vorne bis hinten lesen und sich auch nicht alle Details von Kapitel zu Kapitel merken. Lesen Sie in beliebiger Reihenfolge; überspringen Sie, was Sie nicht brauchen. Sie finden alles wieder, falls Sie die Abschnitte, Tipps oder Infos später noch einmal lesen möchten.

Törichte Annahmen über die Leser

Sie haben dieses Buch in die Hand genommen und bis hierher gelesen, also könnten Sie in eine dieser Kategorien fallen, die wir uns über Sie vorgestellt haben. Sie könnten also

- ✔ ein neugieriger Erwachsener sein, der verstehen möchte, was die Fachbegriffe in Diagnosen oder Arztbriefen eigentlich bedeuten, denn da wird selten etwas so erklärt, dass man es ohne gewisse Kenntnisse verstehen kann;
- ✔ ein Medizinstudent sein, der sich gern vor der ersten Prüfung einen Überblick in der allgemeinen Terminologie verschaffen möchte, um nicht in der Prüfung grübeln zu müssen, was die Prüfer von Ihnen hören möchten;
- ✔ medizinisches Fachpersonal sein, das die Fachbegriffe auffrischen oder einfach mehr über die Bildung dieser Begriffe erfahren will;
- ✔ sich einfach nur so für das Thema interessieren, weil Sie mehr über Ihren Körper wissen wollen und endlich mal den Beipackzettel der Ihnen verordneten Arzneimittel verstehen möchten!

Ganz egal, was Sie dazu bewogen hat, dieses Buch in die Hand zu nehmen – wir hoffen, es vermittelt Ihnen den terminologischen Nachschub, den Sie für Ihre spezielle Situation benötigen. Der menschliche Körper besteht aus Hunderten von Funktionsteilen, und alle haben Namen. Darüber hinaus gibt es Namen für alle möglichen damit verbundenen Begriffe im Zusammenhang mit Funktionen,

Beschwerden, Krankheiten, Pathologie und sogar der Pharmakologie. Zugegeben, das ist eine ganze Menge. Aber jeder Weg beginnt mit den ersten Schritten … und dabei, so hoffen wir, können wir Ihnen helfen.

Symbole, die in diesem Buch verwendet werden

Dieses Buch verwendet an vielen Stellen Symbole – kleine Bilder, die wichtige Informationen kennzeichnen. Halten Sie Ausschau nach ihnen, denn sie bieten Ihnen noch mehr Werkzeuge für Ihren Terminologie-Werkzeugkasten:

Hier finden Sie konkrete Tipps und Tricks, die Sie beim Lernen dieser Fachsprache nutzen können.

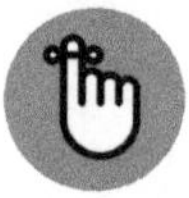

Diese Informationen sollten Sie beim Erlernen der medizinischen Terminologie im Hinterkopf behalten.

Hier verbergen sich häufige Fehler, die Ihnen beim Lernen der medizinischen Terminologie Probleme bereiten können.

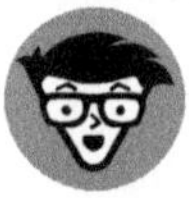

Dieses Symbol weist auf etwas Interessantes und vielleicht etwas Ungewöhnliches im Vergleich zur aktuellen Diskussion hin.

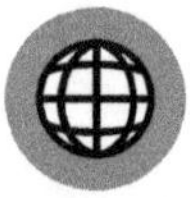

Zusätzlich zum Material in dem Buch, das Sie gerade lesen, bietet dieses Produkt auch einige nützliche Online-Inhalte.

In diesem Buch werden Sie zudem auf einige (in der Anatomie übliche) Abkürzungen bei lateinischen Namen stoßen:

- A. steht für Arteria (Arterie).
- M. steht für Musculus (Muskel).
- V. steht für Vena (Vene).

Wie es weitergeht

Wenn Sie mutig sind, können Sie jederzeit direkt in dieses Buch einsteigen und Ihre Terminologiekenntnisse verbessern. Das Wie und Warum medizinischer Fachbegriffe zu beherrschen, ist manchmal genauso wichtig wie das Lernen der Begriffe selbst. Deshalb haben wir die entsprechenden Kapitel an den Anfang gestellt. Sie können aber auch gerne die Abschnitte heraussuchen, die für Sie am nützlichsten sind.

Und vor allem: Arbeiten Sie dieses Buch mit Zuversicht durch. Sobald Sie die Bildung dieser Wörter verstanden haben, werden Sie sie problemlos im Gedächtnis behalten und in Ihren Alltag integrieren können.

Teil I
Silbenrätsel für Anatomen

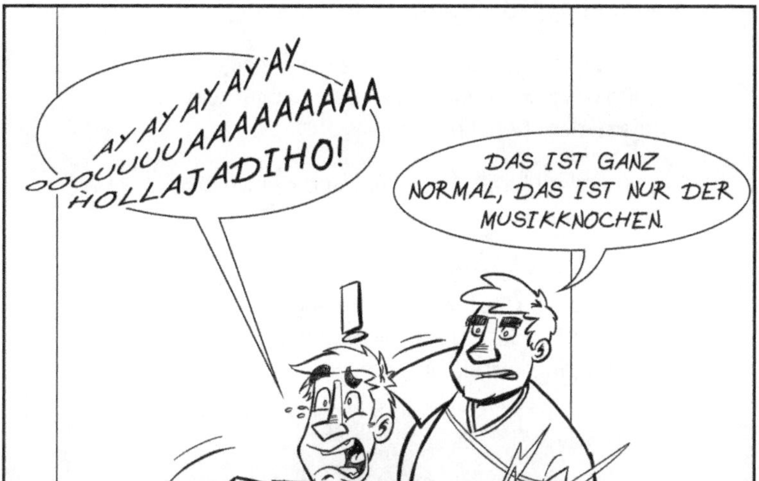

IN DIESEM TEIL ...

- Sie finden anatomische Fachausdrücke kompliziert? Stimmt aber so nicht ganz, denn mit einer überschaubaren Anzahl an Wortsilben können Sie die meisten Ausdrücke einfach deuten.
- Präfixe, Wortstämme und Suffixe der gängigen Begriffe werden Ihnen nach diesem Kapitel kein Problem mehr bereiten.
- Singular oder Plural? Die Regeln sind einfach und werden hier erklärt.
- Zu diesen Grundbausteinen der anatomischen Sprache können Sie hier zudem etwas über deren Geschichte nachlesen, und wir geben Ihnen Tipps, wie Sie die Begriffe korrekt aussprechen.

IN DIESEM KAPITEL

Geschichte der medizinischen Terminologie

Wortbildung und Aussprache

Sich mit den wichtigsten Teilen der Anatomie vertraut machen

Vielfalt der Körpersysteme

Kapitel 1
Medizinische Fachbegriffe in den Griff bekommen

Ist Ihnen vielleicht schon jetzt aufgefallen, dass Sie mit der Lektüre dieses Buches eine vermutlich völlig neue Sprache entdecken können? Nein, Sie haben nicht aus Versehen zu »Griechisch und Latein für Dummies« gegriffen – auch wenn es mitunter so aussehen mag, aber ganz ohne etwas Gefühl für diese Sprachen geht es leider nicht. Und das bringt uns auf die Reise zum Ursprung der medizinischen Fachbegriffe, der sowohl im antiken Griechenland als auch in Rom liegt. Ein bisschen Geschichte kann ja nie schaden, und folglich werden Sie in diesem Kapitel einige der Pioniere aus den Anfängen der Medizin kennenlernen.

Aber vor allem erhalten Sie einen anderen Zugang zu einer völlig neuen Welt: der Anatomie Ihres Körpers.

Ein paar Worte zur Geschichte

Die *medizinische Terminologie* umfasst zahllose Begriffe, die die menschliche Anatomie und Physiologie (Körperorgane, Körpersysteme und ihre Funktionen), Körperregionen, Krankheiten, diagnostische Bildgebung und Laboruntersuchungen sowie klinische Verfahren, Operationen und Diagnosen beschreiben. Aber woher stammt diese Vielfalt? Nun, vor allem aus den medizinischen Fortschritten der letzten 200 Jahre, aber die Anfänge reichen schon sehr viel weiter zurück in die Vergangenheit. Menschen haben schon immer versucht, Krankheiten zu verstehen und zu behandeln – die ersten Zeugnisse dieser Bemühungen reichen bis in die Steinzeit zurück. Doch erst mit der Entstehung von schriftlichen Überlieferungen können wir diese Anfänge der Medizin, wie sie heute existiert, einordnen. Und viele Begriffe der griechischen oder römischen Mediziner nutzen wir noch heute.

Ja, aber warum ist das eigentlich so? Das hat einen guten Grund …

Wie könnten medizinische Fachkräfte miteinander kommunizieren, wenn es keine eindeutigen Bezeichnungen für ein medizinisches Problem, eine Behandlungsmethode oder ein Medikament gäbe? Sie suchen zum Beispiel Ihren Arzt auf und sagen: »Ich habe stechende Schmerzen in der Schulter.« Der Arzt wird Ihnen die Ursache dieser Schmerzen nach der Untersuchung sicherlich mit einigen Fachbegriffen erklären. Die gleichen Fachbegriffe wird er auch dem Chirurgen mitteilen, der Sie operieren soll, und später dem Physiotherapeuten, der Ihre Schulter im Anschluss an die Operation wieder mobilisieren soll. Und das funktioniert sogar, wenn Sie im Ausland sind und weder der Arzt noch der Chirurg Ihre Sprache sprechen!

Das Schöne an der medizinischen Terminologie ist, dass sie diese wichtige Kommunikation kurz und prägnant auf den Punkt bringt. Ein medizinischer Begriff beschreibt in der Regel mit einem Wort eine Krankheit oder einen Zustand, für den normalerweise mehrere Wörter erforderlich wären. »Appendektomie« ist ein einfacher Fachbegriff für die »chirurgische Entfernung des Wurmfortsatzes (Appendix)«. Gesprochen klingt das ja noch harmlos, aber wenn Sie unter Zeitdruck abends stundenlang Arztberichte schreiben müssen, werden Sie für jedes Wort, das Sie weniger in den Rechner tippen müssen, dankbar sein.

Die medizinische Fachsprache hat sowohl griechische als auch lateinische Wurzeln. Die *Griechen* waren die Begründer der modernen Medizin, doch *Latein* ist die grundlegende Quelle medizinischer Fachbegriffe. Ausgehend vom antiken Rom verbreitete sich Latein schnell weltweit und festigte seinen Ruf als bevorzugte Sprache für Medizin und Wissenschaft. Aufbauend auf den griechischen und lateinischen Ursprüngen begannen Mediziner Mitte des 19. Jahrhunderts damit, medizinische Fachbegriffe zu vereinheitlichen. Das erste medizinische Wörterbuch erschien in den 1830er-Jahren, kurz nach der Erstausgabe von *Webster's American Dictionary of the English Language*.

Fachbegriffe häppchenweise angehen

Glücklicherweise gibt es Möglichkeiten, sich durch den Dschungel medizinischer Fachbegriffe zu kämpfen und herauszufinden, wie man sie richtig ausspricht und verwendet. Aber Sie müssen ganz von vorne beginnen, indem Sie jedes Wort in seine Bestandteile zerlegen und dann seine Bedeutung entschlüsseln. Oder, um es etwas eleganter auszudrücken: Sie sollten die Etymologie nutzen. Die *Etymologie* hilft Ihnen, den Ursprung und die historische Entwicklung eines Begriffs zu finden. Sie können die Etymologie verwenden, um Wörter lateinischen und griechischen Ursprungs, *Eponyme* (nach Personen benannte Wörter) und *Akronyme* (Abkürzungen, die für längere Ausdrücke stehen) zu entschlüsseln.

Zurück zu den Wortbestandteilen, die Sie zerlegen werden. Drei davon müssen Sie kennen: Wortstämme/Verbindungsformen, Präfixe und Suffixe. *Wortstämme* sind die Grundform, um die herum das endgültige Wort gebildet wird. Eine *Verbindungsform* ist ein Verbindungsvokal (normalerweise o oder i) plus das Stammwort, normalerweise mit einem angehängten Präfix oder Suffix. *Präfixe* stehen am Anfang eines Wortes und geben das Wie, Warum, Wo, Wann, die Position, Richtung, Zeit oder den Status an. Das *Suffix*, das immer am Ende eines Wortes steht, bezeichnet in der Regel einen Vorgang, einen Zustand oder eine Krankheit. Während das Präfix einen Hinweis auf die Bedeutung eines Wortes gibt, verrät das Suffix, was mit einem bestimmten Körperteil oder -system passiert. Und normalerweise beschreibt es entweder, was Ihnen fehlt oder welches Verfahren zur Diagnose oder Behandlung eingesetzt wird.

Auch bei der *Aussprache* hilft Ihnen diese Vorgehensweise, Begriffe in ihre Bestandteile zu zerlegen. In der medizinischen Terminologie werden Buchstaben oder Buchstabenkombinationen mitunter anders ausgesprochen als im Deutschen.

Grundlagen zum Wortschatz erwerben

Die Grundlagen der Wortbildung und Aussprache zu beherrschen, ist der schwierigste Teil! Und sobald Sie das gemeistert haben, können Sie Ihren Wortschatz erweitern. Auch wenn Mediziner gerne scherzen, dass Terminologie wie eine Fremdsprache ist (manchmal kommt es ihnen bestimmt so vor), werden Sie feststellen, dass Sie wahrscheinlich bereits viele medizinische Begriffe kennen und diese nutzen können, um den Rest Ihres neu erworbenen Wortschatzes zu erweitern.

Das gilt übrigens auch für alle anderen Fachsprachen, oder können Sie ad hoc mit diesem Satz aus der Thermodynamik etwas anfangen? »Die irreversible Entropieproduktion in einem nichtlinearen, dissipativen Vielteilchensystem manifestiert sich durch Fluktuations-Relaxations-Phänomene, die im Rahmen der statistischen Mechanik mittels kanonischer Ensembletransformationen und Legendre-Transformationen des Gibbs'schen Potenzials formal beschrieben werden können.« Wir übrigens auch nicht … bleiben wir lieber bei der Medizin …

Erinnern Sie sich noch an Ihre Schulzeit, als Sie Ihre eigene Strategie entwickelt haben, um möglichst schnell möglichst viele Vokabeln zu lernen? Dasselbe Prinzip gilt auch für neue medizinische Fachbegriffe. Sie können Listen mit Wortbestandteilen erstellen, Wörter nach ähnlichem Klang sortieren, Wörter zuordnen oder sich Begriffe nach Körpersystemen merken. Vielleicht sind Sie eher ein Lernkarten-Fan oder behalten Sie Sachverhalte am besten, wenn Sie Texte aufschreiben? Oder Sie nutzen Ihr Smartphone, denn es gibt so viele Apps, mit denen Sie medizinische Begriffe und deren Aussprache lernen können. Da ist nun Ihre Kreativität gefragt!

Die Anatomie als Basis

Im Bereich der medizinischen Fachbegriffe können Sie die *Anatomie* mit der Infrastruktur eines Gebäudes vergleichen. Wände, Böden, Ziegel, Putz, Elektrik, Rohrleitungen und so weiter tragen dazu bei, dass das Gebäude für seine Bewohner funktionsfähig bleibt. Die Anatomie Ihres Körpers ist da nicht anders, weshalb Sie sich zuerst mit diesen Fachbegriffen befassen werden. Sobald Sie die Grundlagen dessen verstanden haben, was Ihren Körper zusammenhält, können Sie sich mit den physiologischen Systemen befassen, die Ihren Körper auf innere und äußere Umstände reagieren lassen.

Ganz oben auf Ihrer Anatomie-Checkliste steht das *Skelettsystem*. Es bildet das Grundgerüst Ihres Körpers, ähnlich dem eines Gebäudes. Dieses System arbeitet mit seinen Gelenken mit den Muskeln zusammen, um Ihnen den Halt und die Bewegung zu geben, die Sie täglich brauchen. Das Knochenskelett bildet das Gelenkgerüst des Körpers, gibt ihm Form, schützt lebenswichtige Organe vor äußeren Verletzungen und bietet Ansatzpunkte für Muskeln, Bänder und Sehnen.

Eng mit dem Skelett arbeitet die *Muskulatur* zusammen, in der wiederum mehrere große Muskelgruppen kooperieren müssen, um ihre Funktion zu erfüllen. Dieses System besteht aus über 600 Muskeln und Gelenken und ist für die Bewegung verantwortlich.

Diese gesamte Infrastruktur wird von der Haut (*Integumentsystem*) umhüllt. Ihre Haut, Drüsen, Nägel und Haare funktionieren wie die Fassade oder Außenhülle eines Gebäudes; sie sind das, was Sie zuerst von sich zeigen. Ihre Außenseite zeigt der Welt oft, wie gesund der Rest Ihres Körpers ist.

Ihre *Sinnesorgane* sind die wichtigsten Dinge in Ihrem »Gebäude«. Fenster, Soundsystem und Gastronomie sorgen für ästhetische Freude bei den Bewohnern, und Ihre Sinne funktionieren ähnlich.

Es ist vielleicht schwer vorstellbar, dass Worte all die erstaunlichen Fähigkeiten Ihrer Anatomie beschreiben können, aber glauben Sie uns: All dies ist durch Fachbegriffe möglich. Und wer weiß? Vielleicht gibt es da draußen ein Wort, das noch nicht erfunden wurde – bis Sie kamen.

Im ständigen Kreislauf

Sobald Sie diese grundlegenden Funktionseinheiten verinnerlicht haben, geht es weiter mit der Terminologie der Physiologie. Die *Physiologie* befasst sich mit den übrigen Körpersystemen, die Ihren Körper bei seiner täglichen Arbeit unterstützen.

An erster Stelle steht das System, das Ihr Blut durch den Körper bringt und Ihr Leben jeden Tag voranbringt: das *Herz-Kreislauf-System*. Ihr Herz arbeitet nicht im luftleeren Raum; es wird von Blutzellen und Gefäßen unterstützt, und all diese Teile arbeiten zusammen, um Ihren Körper mit sauerstoffreichem Blut zu versorgen und die »Abluft« in Form von Kohlenstoffdioxid aus dem Blut zu entsorgen.

Dazu gibt es noch das separate, aber ergänzende *Lymphsystem*, das Ihren Körper von Unreinheiten befreit. Das Lymphsystem, das am stärksten mit der Immunität in Verbindung gebracht wird, arbeitet im gleichen Kontext wie das Herz-Kreislauf-System, da es ähnlich aufgebaut ist und die Lymphflüssigkeit nach der Reinigung durch die Lymphknoten direkt in den Blutkreislauf abgegeben wird. Lymphgefäße sind ähnlich angeordnet wie die Blutgefäße.

Apropos Sauerstoffversorgung Ihres Blutes: Sie denken bestimmt nur selten darüber nach, warum oder wie Sie atmen. Aber die etwa 30 Billionen Zellen des Körpers benötigen nun einmal Sauerstoff und müssen das Abfallprodukt der Zellatmung (Kohlenstoffdioxid) irgendwie loswerden. Dieser Gasaustausch wird durch das *Atmungssystem* bewerkstelligt. Die äußere Atmung ist der wiederholte, unbewusste Luftaustausch zwischen der Lunge und der äußeren Umgebung.

Sie müssen atmen, aber Sie müssen auch essen, und Essen macht definitiv viel mehr Spaß (auch wenn Sie darauf eher verzichten können als auf Sauerstoff). Ihr *Magen-Darm-Trakt* hilft dabei, diese leckeren Mahlzeiten und Snacks in nutzbare Energie für Ihren Körper umzuwandeln. Der *Verdauungstrakt* ist ein röhrenförmiger Durchgang durch ein Labyrinth von Organen und Körperhöhlen. Es beginnt am Mund, dem Eingang der Nahrung in den Körper, und endet am After, wo feste Abfallstoffe den Körper verlassen und Ihr köstliches chinesisches Essen wie von Zauberhand in … na ja, Sie wissen schon, Kot eben, verwandelt haben.

Und weiter geht es mit dem komplizierten *endokrinen System*, das das chemische Gleichgewicht des Körpers aufrechterhält. Dies geschieht, indem es chemische Botenstoffe, die Hormone, über den Blutkreislauf durch den Körper schickt. Hormone regulieren und steuern die Aktivität bestimmter Zellen oder Organe auch aus der Ferne. *Endokrine Drüsen* befinden sich in verschiedenen Körperteilen. Sie besitzen keinen Ausführungsgang, sondern geben die Hormone direkt in die Blutbahn ab, um zum Beispiel das Wachstum zu stimulieren, die Reifung der Geschlechtsorgane zu fördern oder den Stoffwechsel zu steuern. Ihr Körper besitzt sowohl zentrale als auch periphere Drüsen.

Noch komplizierter ist das *Nervensystem* aufgebaut, dessen Funktion Sie ganz gut mit dem Prozessor eines Computers vergleichen können, abgesehen davon, dass Ihr Nervensystem weitaus leistungsfähiger ist. Nachrichten vom Gehirn werden über Nervenfasern, die Verbindungen für eingehende und ausgehende Daten herstellen, über das Rückenmark weitergeleitet. Der Körper besitzt mehr als zehn Milliarden Nervenzellen, deren Funktion es ist, die willkürlichen und unwillkürlichen Aktivitäten des Körpers zu koordinieren. Wir sprechen, hören, schmecken, sehen, denken, bewegen Muskeln und haben Drüsen, die Hormone absondern. Wir reagieren auf Schmerz, Gefahr, Temperatur und Berührung, verfügen über ein Gedächtnis, Assoziations- und Unterscheidungsvermögen. Diese Funktionen sind nur ein kleiner Teil dessen, was das Nervensystem reguliert.

Das Nervensystem besteht aus dem *zentralen Nervensystem* (ZNS), zu dem Gehirn und Rückenmark gehören. Das *periphere Nervensystem* (PNS) besteht aus Hirnnerven (die vom Gehirn ausgehen) und Spinalnerven (die vom Rückenmark ausgehen). Das *autonome Nervensystem* (ANS) steuert und koordiniert die Funktionen der lebenswichtigen Organe des Körpers, wie Herzschlag und Atemfrequenz – Funktionen, über die man normalerweise nie nachdenkt.

Apropos Dinge, über die man normalerweise nicht nachdenkt: Das *Harnsystem* besteht aus den Nieren (zwei), den Harnleitern (ebenfalls zwei), der Blase und der Harnröhre. Die Hauptfunktion dieses Systems besteht darin, Harnstoff (die stickstoffhaltigen Abfallprodukte des Stoffwechsels) aus dem Blutkreislauf zu entfernen und mit dem Urin auszuscheiden. Schließlich gibt es noch das

Fortpflanzungssystem. Auch keine ganz unwichtige Angelegenheit ... Das männliche Fortpflanzungssystem hat zwei Hauptfunktionen: die Produktion von Spermien, den männlichen Geschlechtszellen, und die Sekretion von Testosteron, dem männlichen Hormon. Das weibliche Fortpflanzungssystem produziert die weiblichen Geschlechtszellen, sezerniert die Hormone Östrogen und Progesteron und schafft die Voraussetzungen für eine Schwangerschaft sowie einen sicheren Ort für deren Entwicklung und Wachstum. Die Fortpflanzung erfolgt durch die Vereinigung der weiblichen Geschlechtszelle (Eizelle) und der männlichen Geschlechtszelle, eines Spermiums, zu einer Zygote, die väterliches und mütterliches Erbgut enthält.

Dies ist nur ein kurzer Überblick über die Dinge, die Sie über Ihren Körper lernen werden. Natürlich werden die entsprechenden Begriffe zusammen mit den einfachen biologischen Hintergründen ausführlich erläutert.

Die ultimative Ressource: Sie selbst

Eine Liste bekannter Fachbegriffe, Merkhilfen und Wortbildungsübungen hilft Ihnen, die Fachbegriffe auf Ihre persönliche Situation im Alltag anzuwenden. Die in diesem Buch erwähnten Referenzen gehören zu den angesehensten in diesem Bereich und sind daher sehr empfehlenswert. Natürlich gibt es Tausende von Online- und Printressourcen, die meisten davon sind gut und seriös. Verlassen Sie sich auf Ihr eigenes Urteilsvermögen, wenn es darum geht, eine Quelle als Ihre erste Wahl auszuwählen.

Finden Sie Ihre eigene Strategie, wie Sie am besten lernen können! Welche Methode auch immer Sie bevorzugen, ganz ohne Arbeit wird es nicht gehen. Aber das haben Sie sich bestimmt schon gedacht ...

IN DIESEM KAPITEL

Medizinische Terminologie verstehen

Begriffe in der Praxis verwenden

Griechische und lateinische Wurzeln

Kapitel 2
Medizinische Fachbegriffe: Warum heißt was wie?

Der Kontext ist alles! Nein, das ist keine kühne These von uns, sondern basiert auf ziemlich viel Erfahrung. Sie sollten sich mit einem Thema immer erst vertraut machen, bevor Sie sich kopfüber in Ihr Studium stürzen, und das gilt insbesondere für die medizinische Terminologie, da sich ein Großteil der Theorie und Geschichte dieses Themas in den Wörtern und Begriffen widerspiegelt, die Sie täglich verwenden. Und trotzdem können Sie schwer danebenliegen ... Nehmen wir als Beispiel das Wort »Tarsus«. Tarsus ist eine alte Stadt in Anatolien, aber das nur nebenbei. In der Medizin werden Sie dieses Wort einmal als Bezeichnung für die Fußwurzelknochen und zweitens als Bezeichnung für das Lidgerüst (die Bindegewebsplatte des Augenlids) finden – der *Kontext* ist also ein nicht ganz unwichtiger Aspekt, wenn Sie den Tarsus behandeln sollen.

Medizinische Terminologie – Was ist damit gemeint?

Aber was ist medizinische Terminologie überhaupt, und warum ist sie so wichtig? Jedes Wort und jeder Begriff folgt hier einer gewissen Logik, das heißt, Sie können jeden Wortbestandteil auf eine bestimmte Bedeutung zurückführen und sehen sofort, was mit diesem Wort gemeint ist. Die medizinische Terminologie umfasst zahlreiche Begriffe, die die menschliche Anatomie und Physiologie (Körperorgane, Körpersysteme und ihre Funktionen), Krankheiten, die diagnostische Bildgebung und Laboruntersuchungen sowie klinische Verfahren, Operationen, Diagnosen und die Pharmakologie beschreiben.

Ein medizinischer Begriff beschreibt in der Regel mit einem Wort eine Krankheit oder einen Zustand, für den normalerweise mehrere Wörter zur Erklärung erforderlich wären. Sehen wir uns dazu zwei Beispiele an, die den meisten Menschen geläufig sind: »Tonsillitis« ist ein medizinischer Begriff für eine Entzündung der Gaumenmandeln, und »Adenotomie« bedeutet eine Operation, bei der die vergrößerten Rachenmandeln (Adenoide) entfernt werden. Mit einem Wort haben Sie sich eine längere Erklärung gespart. Das ist ziemlich praktisch, einmal ganz davon abgesehen, dass Sie jeder Mediziner auf der Welt verstehen wird, egal, welche Sprache er spricht.

Die Theorie in der Praxis

Nicht nur medizinisches Fachpersonal, sondern auch andere Berufsgruppen sollten sich mit der medizinischen Terminologie beschäftigen. Beispielsweise muss ein Feuerwehrmann Informationen an Sanitäter weitergeben, etwa über den Zustand eines Brandverletzten, der in einen Rettungswagen gebracht wird. Ein Polizist muss nach der Geburt eines Babys auf dem Rücksitz eines Autos einen schriftlichen Bericht erstellen. Oder, noch näher an unser Alltagsleben gedacht – wenn ein Arzt Ihnen sagt, dass Ihr Kind operiert werden muss oder warum ein alternder Elternteil in eine Langzeitpflegeeinrichtung muss, können Sie genau verstehen, was der Arzt Ihnen mitteilen will. Medizinische Fachbegriffe ermöglichen es Ihnen, möglichst viele Informationen mit möglichst wenig Verwirrung und Präzision an jeden Menschen auf der Welt zu vermitteln.

Eine Aussage wie »hat ein schwer gebrochenes Handgelenk« sagt so viel weniger aus als »Salter-Harris-II-Fraktur des distalen Radius dexter mit mäßiger lateraler Verschiebung und 28 Grad anteriorer Angulation«. Zugegeben, mit der ersten Aussage können vermutlich die meisten Menschen zunächst einmal mehr anfangen, aber Sie werden überrascht sein, wie viele Informationen in diesem medizinischen Begriff stecken – es handelt sich hier um ein Kind oder einen Jugendlichen, der sich die Speiche des rechten Unterarms in der Nähe des Handgelenks gebrochen hat. Der Bruch betrifft die Wachstumsfuge und den angrenzenden Knochen, der Knochen ist leicht seitlich verschoben und steht in einem Winkel von 28 Grad nach vorne. Alles klar?

Begriffe verstehen können

Sie brauchen keine Vorkenntnisse in Griechisch und Latein oder Anatomie und Physiologie, um sich einen medizinischen Wortschatz aufzubauen. Aber Sie müssen die Grundlagen, sozusagen das ABC, beherrschen, um mit der medizinischen

Terminologie vertraut und sicher zu sein. Sobald Sie die Bestandteile eines Wortes beherrschen, wird es immer einfacher, diese Teile auszutauschen und spontan neue Begriffe zu bilden und zu verstehen.

Wie gehen Sie dabei vor? Nun, Sie zerlegen jedes Wort in seine *Bestandteile* (Präfix, Suffix und Wortstamm) und übersetzen diese Schritt für Schritt. Grundkenntnisse der menschlichen Anatomie sind hilfreich, aber noch wichtiger ist es zu wissen, wie jedes Körpersystem unabhängig und im Zusammenspiel mit anderen Systemen funktioniert. So fügen sich die Puzzleteile leichter zusammen. Wie Sie später lesen werden, ist der *Wortstamm* der wichtigste Baustein eines medizinischen Begriffs: Er gibt Ihnen Hinweise auf den Körperteil oder das System, um das sich das Wort handelt. *Präfix* und *Suffix* geben Ihnen dann Hinweise darauf, was mit diesem Teil oder System geschieht, sei es ein Zustand, eine Krankheit, ein Verfahren, ein diagnostischer oder ein pharmakologischer Begriff.

Die medizinische Sprache zu erlernen, ist viel einfacher, als Sie jetzt vielleicht noch denken mögen. Sobald Sie die Hintergründe der meisten medizinischen Begriffe kennen, sehen Sie auch das Prinzip dahinter. Viele Begriffe bestehen aus austauschbaren Teilen, die lediglich in unterschiedlichen Kombinationen verwendet werden. Am Ende können Sie selbst die schwierigsten medizinischen Begriffe übersetzen, selbst wenn Sie diese noch nie zuvor gehört haben.

Wenn Sie Wortstämme, Präfixe und Suffixe lernen wollen, benutzen Sie am besten einfache Karteikarten, die Sie sich immer wieder ansehen, um sich an das Sprechen medizinischer Fachbegriffe zu gewöhnen und sie besser zu verstehen.

Die korrekte Schreibweise erlernen

Wie wird der Fachbegriff denn korrekt geschrieben? Das ist ein Punkt, der vielen Menschen Probleme bereitet. Auch hier gilt: Zerlegen Sie das Wort in seine Bestandteile. Wenn Sie jedes Präfix, jeden Wortstamm und jedes Suffix buchstabieren und zusammensetzen können, machen Sie sich die Sache leichter. Was dabei hilft:

- ✔ Listen mit ähnlichen Präfixen, Wortstämmen und Suffixen, basierend auf dem Körpersystem, dem sie zugeordnet sind
- ✔ Listen mit Präfixen, Suffixen und Wortstämmen basierend auf anderen einprägsamen Bezeichnungen wie zum Beispiel Klangähnlichkeit oder ähnliche Bedeutung

- Zeichnen Sie einfache Karten jedes Körpersystems und beschriften Sie die einzelnen Körperteile mit Begriffen. Anhand Ihrer Körpersystemkarte versuchen Sie, Krankheiten zu identifizieren, die die einzelnen Körperteile betreffen. Sie können diese Technik auch verwenden, um bestimmte Eingriffe zu identifizieren.

- Haben Sie eine leere Wand oder ein Whiteboard? Nehmen Sie verschiedenfarbige Haftnotizen oder Stifte und gestalten Sie Ihr eigenes Wörterbuch, indem Sie für jedes System (oder jeden Wortteil) eine andere Farbe benutzen. So können Sie Wortstämme, Präfixe und Suffixe beim Lernen schnell austauschen.

- Zeichnen Sie eine »Mindmap« basierend auf Wortstämmen und ihren verschiedenen Präfixen und Suffixen, also eine Art Flussdiagramm mit einem Hauptkonzept in der Mitte und abzweigenden Knotenpunkten sekundärer Konzepte.

Der Wortstamm bildet die Grundlage beziehungsweise Grundbedeutung des Wortes; er kann mit Präfix und Suffix oder zwischen Präfix und Suffix stehen, da Präfixe und Suffixe nie allein stehen, sondern immer mit einem Wortstamm verbunden werden.

In diesem Buch beschreiben wir Wortstämme, Suffixe und Präfixe und die Anatomie jedes Körpersystems, um Ihnen zu helfen, die Zusammenhänge zu verstehen. Im Zweifelsfall werfen Sie einen Blick ins Inhaltsverzeichnis und lesen Sie das Kapitel zu einem bestimmten Körpersystem.

Auch Fachbegriffe entwickeln sich

Überall, wo Menschen kommunizieren, haben sich die Sprachen im Laufe der Geschichte verändert, und das gilt genauso für die medizinische Sprache. Der heute gebräuchliche medizinische Wortschatz umfasst Begriffe, die aus griechischen und lateinischen Wortbestandteilen zusammengesetzt sind. Einige dieser Begriffe wurden bereits vor über 2000 Jahren von Hippokrates und Aristoteles verwendet, aber die Mediziner damals kannten viele der heutigen Krankheiten gar nicht – und entsprechend waren auch mit dem medizinischen Fortschritt immer wieder neue Begriffe gefragt, die sich jedoch in der Art und Weise ihrer Bildung an die alten Regeln anlehnen.

Viele medizinische Fachbegriffe sind *Eponyme*, also Bezeichnungen, die sich von einer Person ableiten, die diese Krankheit, eine anatomische Struktur oder ein medizinisches Verfahren zuerst beschrieben haben. Ein Beispiel hierfür ist die Parkinson-Krankheit, benannt nach dem englischen Arzt Dr. James Parkinson.

Das erste deutschsprachige medizinische Wörterbuch, das lateinische oder griechische Begriffe erklärte, war 1733 das *Medicinalisches Lexicon* von Johann Gottfried Walther. Dr. William Alexander Dorland publizierte 1890 das *American Illustrated Medical Dictionary* mit 770 Seiten, das später ihm zur Ehre in *Dorland's Illustrated Medical Dictionary* umbenannt wurde. Mit der Entwicklung der elektronischen Datenverarbeitung in den 1980er-Jahren wurden ab Mitte der 1990er-Jahre auch medizinische Wörterbücher in elektronischer Form online verfügbar.

Kommt Ihnen das spanisch vor? Griechische und lateinische Ursprünge

Dass die medizinische Terminologie den Stein ins Rollen brachte, verdanken wir vor allem zwei Gründervätern: Hippokrates und Aristoteles. *Hippokrates*, ein griechischer Arzt, der als Vater der Medizin gilt, war Student, Lehrer und bedeutender Arzt. Der *Hippokratische Eid* – ein Berufseid, den Ärzte zu Beginn ihrer medizinischen Laufbahn ablegen – wird Hippokrates zugeschrieben. *Aristoteles* war ein griechischer Philosoph und Physiker, der großen Wert auf Beobachtung und Induktion (eine wissenschaftliche Methode, bei der man vom Einzelfall auf allgemeine Grundsätze schließt) legte. Vor allem beschäftigte sich Aristoteles mit der vergleichenden Anatomie und der Physiologie.

Tatsächlich hat Spanisch viel gemein mit dem Lateinischen; geschätzte 70 Prozent der spanischen Wörter haben ihren Ursprung im Vulgärlatein (Sprechlatein), das sich so etwa ab dem vierten bis siebten Jahrhundert zu den verschiedenen romanischen Sprachen wie Italienisch, Französisch und Spanisch entwickelte.

Die Griechen waren die Begründer der modernen Medizin, doch Latein ist die grundlegende Quelle medizinischer Fachbegriffe. Mit den Ursprüngen im antiken Rom verbreitete sich die lateinische Sprache im Rahmen der Eroberungsfeldzüge schnell in der Welt und festigte ihren Ruf als bevorzugte Sprache für Medizin und Wissenschaft. Etwa 75 Prozent aller medizinischen Fachbegriffe basieren daher auf lateinischen oder griechischen Begriffen. Wenn Sie mehr wissen wollen, beschäftigen Sie sich gern ein wenig mit der Etymologie, um medizinische

Fachbegriffe zu entschlüsseln. Die *Etymologie* beschreibt den Ursprung und die historische Entwicklung eines Begriffs. Dazu ein paar Beispiele:

- **Wörter lateinischen Ursprungs**: »Femur« ist ein lateinischer Begriff für einen Knochen im Bein.
- **Wörter griechischen Ursprungs**: »Hämorrhagie« ist ein griechisches Wort, das einen schnellen, unkontrollierbaren Blutverlust bezeichnet.
- **Eponyme**: Wörter, die nach Menschen benannt sind, wie zum Beispiel Parkinson
- **Akronyme**: Menschen lieben Abkürzungen, und das aus gutem Grund – es spart einfach Zeit. Natürlich können Sie auch »Light Amplification by Stimulated Emission of Radiation« sagen, aber »Laser« ist da doch etwas gängiger.

Etymologien wurden in frühen medizinischen Wörterbüchern aufgeführt, wobei davon ausgegangen wurde, dass der Leser Sprachen studiert und Griechisch oder Latein lesen konnte. Doch allmählich wurde das griechische Alphabet verworfen, als man erkannte, dass außer Fachleuten nur wenige tatsächlich Altgriechisch beherrschten.

Die Modernisierung der Medizin

Mit dem Aufkommen der ersten medizinischen Wörterbücher erreichte die medizinische Fachsprache auch Menschen, die nicht beruflich damit zu tun haben. Neue Wissenschaftszweige entwickelten sich, und neue Erkenntnisse über die Ursachen und die Behandlung von Krankheiten trugen dazu bei, dass sich auch das Vokabular ständig veränderte. War die Fachsprache früher mehr oder weniger geprägt von der reinen Grundlagenanatomie, kamen nicht nur immer mehr alternative, ganzheitliche, naturheilkundliche und komplementärmedizinische Aspekte hinzu, sondern auch die Anwendungen wurden immer vielfältiger. Moderne Anwendungen der medizinischen Terminologie heute sind (aber nicht ausschließlich):

- Computertomografie
- DNA-Forschung
- Die Entwicklung immer neuer Medikamente

- ✔ Untersuchungs- und Diagnosemedizin
- ✔ Gelenkersatz und andere chirurgische Eingriffe
- ✔ Laparoskopische (minimalinvasive) Operationen
- ✔ MRT
- ✔ Organtransplantationen
- ✔ Stammzellenforschung
- ✔ Fortschritte bei orthopädischen Eingriffen und beim Ersatz von Gliedmaßen

Heutzutage wird medizinische Terminologie in allen Berufen verwendet und benötigt, die auch nur im Entferntesten mit Medizin und der normalen Funktionsweise des Körpers zu tun haben. Hier sind einige Berufe, in denen medizinische Terminologie benötigt wird:

- ✔ Sporttherapie
- ✔ Audiologie
- ✔ Biomedizintechnik
- ✔ Zytotechnologie
- ✔ Zahnmedizin und Dentalhygiene
- ✔ Rettungsdienst
- ✔ Gesundheitsakten- und Gesundheitsinformationstechniker
- ✔ Massagetherapie
- ✔ Medizinische Statistik
- ✔ Medizinische Transkription
- ✔ Pflegeheimverwaltung
- ✔ Ernährungswissenschaft
- ✔ Ergotherapie

- ✔ Personal Training
- ✔ Pharmazie
- ✔ Physiotherapie
- ✔ Radiologie
- ✔ Logopädie
- ✔ Veterinärmedizin

Sie sehen schon, neben den offensichtlichen Nutzern in Gesundheitsberufen gibt es noch sehr viele andere Berufstätige, die in ihrer täglichen Arbeit mit der medizinischen Fachsprache in Kontakt kommen, darunter zum Beispiel die medizinische Sekretärin in einer Arztpraxis, der Physiotherapeut oder die Schadensregulierer bei Versicherungen.

IN DIESEM KAPITEL

Den Wortstamm finden

Präfixe und Suffixe deuten können

Kapitel 3
Silbenrätsel: Präfixe, Wortstämme und Suffixe

Eigentlich ist die Sprache der Mediziner relativ einfach: Die meisten Wörter sind aus zwei oder drei Bestandteilen mit jeweils eigener Bedeutung zusammengesetzt, und damit werden wir uns in diesem Kapitel etwas genauer beschäftigen. Diese Bestandteile – Wortstamm, Präfix und Suffix – geben Ihnen Aufschluss über die Bedeutung des Wortes, und oft verraten sie Ihnen auch, woher der Begriff stammt.

Aber fangen wir langsam an! Der *Wortstamm* ist der Hauptteil des Wortes, meistens steht er in der Mitte und beschreibt ganz allgemein, womit Sie es zu tun haben, also zum Beispiel den Körperteil, auf den sich der Begriff bezieht.

Ein *Präfix* (*prä* = lateinisch vor, voran) steht am Anfang eines Wortes und verrät mehr über die Umstände, die die Bedeutung des Wortes beeinflussen.

Das *Suffix* steht immer am Ende eines Wortes und bezeichnet in der Medizin meist einen Vorgang, einen Zustand oder eine Krankheit.

Das klingt jetzt vielleicht etwas theoretisch, aber denken Sie nur an den Begriff »vorgeburtlich« und pflücken Sie das Wort einmal auseinander. Wortstamm ist natürlich »Geburt«, das Präfix ist »vor-«, das Suffix ist die Endung »-lich«. Eigentlich ganz einfach, oder? Fast jeder medizinische Begriff lässt sich so zerlegen. Sehen wir uns das im Folgenden ein bisschen genauer an!

Auf der Suche nach den Wurzeln

Beginnen Sie Ihre Detektivarbeit immer mit dem Wortstamm, denn der zeigt Ihnen an, um welches Körpersystem es sich bei dem Begriff handelt. Allein dadurch werden bereits Hunderte anderer Möglichkeiten ausgeschlossen.

Dieser Abschnitt enthält zwei große Listen aller wichtigen Wortstämme, die nach jedem Präfix oder vor jedem Suffix stehen können. Sie lassen sich in zwei Kategorien unterteilen: Wörter mit Wortstämmen, die das Äußere des Körpers beschreiben (Tabelle 3.1), und Wörter mit Wortstämmen, die sich – Sie ahnen es schon – mit dem Inneren (Tabelle 3.2) befassen. Diese Wörter sind die Hauptakteure, also der »Klebstoff«, der alle medizinischen Begriffe zusammenhält.

Wortstämme für äußere Strukturen

Wortstamm	Bedeutung
acr/o, akr/o	Extremitäten
ambi	beide Seiten/doppelt
anter/o	Vorderseite
aut/o	selbst
axill/o	Achselhöhle, Axilla
blephar/o	Augenlid
brachi/o	Arm
bucc/o, bukk/o	Wange (Gesicht)
canth/o	Augenwinkel, wo Unter- und Oberlid aufeinandertreffen
carp/o, karp/o	Handgelenk
caud/o, kaud/o	Schwanz, abwärts
cephal/o, kephal/o	Kopf
cervic/o , zervik/o	Hals oder Gebärmutterhals
cheil/o	Lippe
cheir/o, chir/o	Hand
cili/o, zili/o	Wimper, Flimmerhaar (Zilien)
crani/o, krani/o	Schädel
cubit/o	Ellbogen
dactyl/o	Finger oder Zehen
derm/a, derm/o, dermat/o	Haut
dors/i, dors/o	Rücken oder posterior
faci/o, fazi/o	Gesicht
gingiv/o	Zahnfleisch

Wortstamm	Bedeutung
gloss/o	Zunge
gnath/o	Kiefer
inguin/o	Leiste
irid/o	Iris des Auges
labi/o	Lippen
lapar/o	Bauch, Lende oder Flanke
later/o	Seite
lingu/o	Zunge
mamm/o	Brust
mast/o	Brust
nas/o	Nase
occipit/o	Hinterkopf
ocul/o	Auge
odont/o	Zähne
omphal/o	Nabel
onych/o	Nägel
ophthalm/o, ocul/o	Augen
optic/o, opt/o	sehen, Sicht
or/o	Mund
ot/o	Ohr
papill/o	Brustwarze oder warzenartige Erhebung
pelv/o, pelv/i	Becken
phall/o	Penis
pil/o	Haare
pod/o	Fuß
rhin/o	Nase
sal/o	Talus (Sprungbein)
sars/o	Tarsus (Fußwurzel)
somat/o	Körper
steth/o	Brust
stomat/o	Mund
thorac/o, thorak/o	Brustkorb (Thorax)
trachel/o	Hals, halsähnlich
trich/o	Haar, haarähnlich
ventr/i, ventr/o	Vorderseite des Körpers

Tabelle 3.1: Wortstämme, die sich auf das Äußere des Körpers beziehen

Wortstämme für innere Strukturen

Jetzt ist es an der Zeit, die treibenden Kräfte kennenzulernen, die Ihr Innerstes am besten definieren. Tabelle 3.2 listet die Wortstämme und Kombinationsformen auf, die mit den inneren Funktionen des Körpers in Verbindung stehen.

Wortstamm	Bedeutung
abdomin/o	Bauch
acanth/o	stachelig oder dornig
acetabul/o	Acetabulum
acromi/o	Acromion
aden/o	Drüse
adip/o	Fett
adren/o	Nebenniere
alveol/o	Luftsack
angi/o	Gefäß
an/o	Anus
aort/o	Aorta
arteri/o	Arterie
arteriol/o	Arteriole
arthr/o, articul/o	Gelenk
aspir/o	einatmen, verschlucken
ather/o	Plaque, Fett
atri/o	Vorhof
balan/o	Eichel
bi/o	Leben
bronch/o	Bronchus
bronchiol/o	Bronchiole
carcin/o, karzin/o	Krebs
cardi/o, kardi/o	Herz
cellul/o, zellul/o	Zelle
cerebell/o, zerebell/o	Kleinhirn
cerebr/o, zerebr/o	Großhirn
cholangi/o	Gallengang
chol/e	Galle
cholecyst/o	Gallenblase
choledoch/o	Hauptgallengang
chondr/o	Knorpel
chrom/o, chromat/o	Farbe
col/o, kol/o	Dickdarm
colp/o	Vagina

Wortstamm	Bedeutung
cor/o	Herz
cost/o	Rippe
cry/o, kry/o	Kälte
crypt/o, krypt/o	versteckt
cutane/o, kutane/o	Haut
cyan/o, zyan/o	Blau
cyst/o	Harnblase, Zyste
cyt/o, zyt/o	Zelle
dipl/o	doppelt, zweifach
duoden/o	Zwölffingerdarm
encephal/o, enzephal/o	Gehirn
enter/o	Darm
episi/o	Damm
erythr/o	rot
esophag/o, ösophag/o	Speiseröhre (Ösophagus)
fibr/o	Faser, faserig
galact/o, galakt/o	Milch
gastr/o	Magen
glyc/o, glyk/o	Zucker
gynec/o, gynäk/o	Frauen
haemat/o, hem/o	Blut
hepat/o	Leber
heter/o	andere, unterschiedliche
hidr/o	Schweiß
hist/o, histi/o	Gewebe
hom/o, home/o	gleich, ähnlich
hydr/o	Wasser, feucht
hyster/o	Gebärmutter
iatr/o	Behandlung
ile/o	Ileum (Darm)
ili/o	Ilium (Beckenknochen)
intestin/o	Darm
jejun/o	Jejunum
kerat/o	Hornhaut des Auges, Horngewebe
lacrim/o	Tränen
laryng/o	Kehlkopf
leuk/o	weiß
lip/o	Fett
lith/o	Stein (in Gallenblase oder Niere)
lymph/o	Lymphgefäße
melan/o	schwarz

Wortstamm	Bedeutung
men/o	Menstruation
mening/o	Hirnhäute
metri/o	Uterus
my/o	Muskel
myel/o	Knochenmark oder Rückenmark
myring/o	Trommelfell
nat/o	Geburt
necr/o, nekr/o	Tod
nephr/o	Niere
neur/o	Nerv
oophor/o	Eierstock
orchid/o, orchi/o	Hoden
oss/o, oste/o	Knochen
palat/o	Gaumen
path/o	Krankheit
peritone/o	Bauchfell
pharmac/o, pharmak/o	Medikament
pharyng/o	Rachen
phleb/o	Vene
phren/o	Zwerchfell
pleur/o	Rippenfell
pneumat/o	Luft
pneumon/o, pulmon/o	Lunge
poli/o	graue Substanz des Nervensystems
proct/o, prokt/o	Rektum, Anus
pulmon/o	Lunge
py/o	Eiter
pyel/o	Nierenbecken
rect/o, rekt/o	Rektum
ren/i, ren/o	Niere
sacr/o	Sacrum
salping/o	Eileiter
sarc/o	Fleisch
scapul/o	Schulterblatt
sept/o	Scheidewand
splen/o	Milz
spondyl/o	Wirbel
stern/o	Sternum
tend/o, ten/o, tendin/o	Sehne
testicul/o	Hoden

Wortstamm	Bedeutung
therm/o	Wärme, Hitze
thorac/o, thorak/o	Brust
thym/o	Thymus
thyr/o	Schilddrüse
thyroid/o	Schilddrüse
tonsill/o	Mandeln
trache/o	Luftröhre
tympan/o	Trommelfell
ur/o	Urin
ureter/o	Ureter (Harnleiter)
urethr/o	Urethra (Harnröhre)
uter/o	Uterus (Gebärmutter)
vas/o	(Blut-)Gefäß
vesic/o, vesik/o	Blase, Harnblase
viscer/o, viszer/o	Eingeweide, innere Organe
xanth/o	gelb
xer/o	trocken, dürr

Tabelle 3.2: Wortstämme, die sich auf das Innere des Körpers beziehen

(Meistens) klein, aber immer wichtig: Präfixe

Ein *Präfix* ist so etwas Ähnliches wie ein Willkommensgruß für einen Begriff (oder einen Wortstamm), er bereitet Sie darauf vor, in welchen Kontext Sie den Wortstamm einordnen sollten. Präfixe stehen am Anfang eines Wortes und beschreiben das Wie, Warum, Wo, Wann, Wieviel(e), die Position, die Richtung, die Zeit oder den Status.

Denken Sie einmal darüber nach, wie häufig Sie Präfixe in Kombination mit beliebigen Wortstämmen auch in Ihrer Alltagssprache verwenden, ohne dass es Ihnen besonders auffällt!

Dazu ein Beispiel: *Ultra-* bedeutet, dass etwas über den normalen Rahmen hinausgeht. Im Alltag sagen Sie vielleicht, etwas sei ultracool, ultraschwer oder ultranervig. Hier erkennen Sie sofort, was damit gemeint ist, und ganz ähnlich ist es mit dem »Ultraschall«, also einem Verfahren, das – Sie ahnen es schon – einen tieferen Blick in Ihr Inneres ermöglicht. So einfach ist das!

Auch andere Präfixe der medizinischen Terminologie erkennen Sie leicht, da sie in der Umgangssprache ähnliche Bedeutungen haben. Beispielsweise bedeutet das einfachste Präfix »a-/an-« in der medizinischen Terminologie »ohne« oder »nicht«, genau wie in vielen Begriffen im Alltag. Wenn etwas »atypisch« ist, ist es nicht typisch oder entspricht nicht der Norm. »Asymmetrisch« bedeutet nicht symmetrisch, und »anorganisch« entsprechend nicht organisch.

Sie können in Kapitel 4 noch mehr über Präfixe lesen, aber um Ihren Appetit anzuregen, bietet Tabelle 3.3 einen kurzen Überblick über einige der gebräuchlichsten Präfixe, die sowohl im alltäglichen Gebrauch als auch in der medizinischen Terminologie eine große Rolle spielen.

Präfix	Bedeutung
a-, an-	Fehlen von, ohne, nicht
ante-	vor, vor oder vorwärts
anti-	entgegengesetzt oder gegen
bi-	doppelt, zweifach, beides
co-, con-, com-	zusammen oder mit
de-	herunter, weg von
di-	zwei(fach)
extra-, extro-	jenseits, außerhalb von, nach außen
hemi-, semi-	halb, Hälfte von
hyper-	über(mäßig), jenseits
hyp-, hypo-	unter(halb), mangelhaft
infra-	unter oder unterhalb
inter-	zwischen
intra-	innerhalb, innen
macro-, makro-	groß
micro-, mikro-	klein
post-	nach, hinter
pre-, prä-, pro-	vor, vorhergehend (pro- kann auch »für« oder »an Stelle von« bedeuten)
retro-	hinter, rückwärtsgewandt
trans-	durch, quer oder dazwischen
tri-	drei
ultra-	übermäßig, jenseits

Tabelle 3.3: Einige wichtige Präfixe

Raffinierte Täuschungsmanöver: Von Nachahmern und Gegensätzen

Ja, auch die gibt es, und das stiftet mitunter etwas Verwirrung! Manche Präfixe sehen zwar anders aus, haben aber die gleiche Bedeutung. Hier einige Beispiele:

- ✔ *Anti-* und *contra-* bedeuten beide »gegen(sätzlich)«.
- ✔ *Dys-* und *mal-* bedeuten beide »schlecht, nicht normal funktionierend«.
- ✔ *Hyper-*, *supra-* und *epi-* bedeuten alle »über, übermäßig«.
- ✔ *Hypo-*, *sub-* und *infra-* bedeuten alle »unter, unterhalb«.
- ✔ *Intra-* und *endo-* bedeuten »in, innerhalb«.

Noch schwieriger wird es, wenn Präfixe das Gegenteil voneinander bedeuten, obwohl sie doch so ähnlich aussehen oder klingen. Da müssen Sie aufpassen! Auch dazu einige Beispiele:

- ✔ *Ab-* bedeutet »weg von« (abduzieren), aber *ad-* bedeutet »auf« oder »zu«.
- ✔ *Ante-*, *prä-* und *pro-* bedeuten »vor«, aber *post-* bedeutet »nach«.
- ✔ *Hyper-*, *supra-* und *epi-* bedeuten alle »über, übermäßig«, während *hypo-*, *sub-* und *infra-* »unter, unterhalb« bedeuten.
- ✔ *Makro-* bedeutet »groß«, *mikro-* hingegen ist »klein«.
- ✔ *Tachy-* bedeutet »schnell«, aber *brady-* bedeutet »langsam«.

Zwar am Ende, aber nicht weniger wichtig: Suffixe

Das *Suffix* am Ende eines Wortes bezeichnet üblicherweise einen Vorgang, einen Zustand oder eine Krankheit. Während das Präfix einen Hinweis auf die Bedeutung eines Wortes gibt, ist das Suffix unmissverständlich und sagt aus, was mit einem bestimmten Körperteil oder -system passiert. In der Regel beschreibt das Suffix, was medizinisch nicht stimmt, oder es weist auf das Verfahren zur Diagnose beziehungsweise zur Behebung hin.

Wie die Präfixe haben auch viele Suffixe ähnliche Bedeutungen in der Alltagssprache: So bezeichnet beispielsweise das Suffix *-meter* einfach ein Instrument zum Messen von etwas wie zum Beispiel ein Thermometer zur Bestimmung der Temperatur. Oder nehmen Sie die Geografie (nicht bei allen Schülern beliebt), die auf *-grafie* endet und den Vorgang des Aufzeichnens bezeichnet. Tabelle 3.4 gibt Ihnen einen Vorgeschmack auf die Freuden, die Sie in Kapitel 5 erwarten.

Suffix	Bedeutung
-al, -isch, -ös,	bezogen auf oder in Zusammenhang mit (abdominal, akustisch, venös)
-ant,-er, -ist	handelnde Person, Wirkstoff (Internist, Relaxant)
-gen	abstammend von
-gramm	Aufzeichnung (Sonogramm)
-graf	Instrument zur Aufzeichnung (Sonograf)
-grafie	Prozess der Aufzeichnung (Sonografie)
-ismus	Zustand oder Theorie
-itis	Entzündung (Appendizitis)
-ologe	Fachperson, Spezialist (Psychologe)
-ologie	Studium von (Psychologie)
-om	Tumor (Melanom)
-pathie	Krankheit, Krankheitsverlauf (Neuropathie)
-phobie	krankhafte Angst vor
-skop	Instrument zur visuellen Untersuchung (Stethoskop)
-skopie	Prozess der visuellen Untersuchung (Stethoskopie)

Tabelle 3.4: Kleine Übersicht wichtiger Suffixe

Teil II
Wörter und Körper abbilden

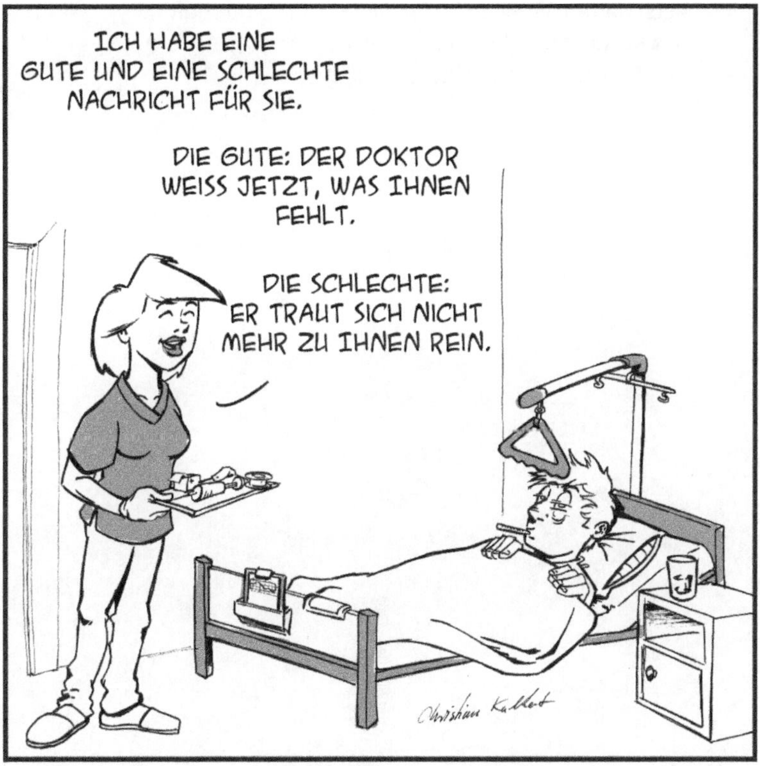

IN DIESEM TEIL ...

- Werden Sie zunächst die Möglichkeiten von Präfixen sowie die Feinheiten von Suffixen entdecken
- Geben wir Ihnen Tipps, wie Sie Wörter auf Ihre eigene Art und Weise erkennen können
- Verschaffen Sie sich ein detailliertes Bild vom Aufbau des Körpers und lernen, wie Sie Körpersysteme und ihre Funktionsweise darstellen können

IN DIESEM KAPITEL

Verwendungsmöglichkeiten der Präfixe

Wortstämme wiederholen

Kapitel 4
Von Anfang an: Die Präfixe

In Kapitel 3 haben Sie Ihre neuen Freunde, die *Präfixe*, kennengelernt. Zur Erinnerung: Präfixe stehen am Anfang eines Wortes und geben Auskunft über das Wie, Warum, Wo, Wann, Wieviel(e), Position, Richtung, Zeit oder den Status.

Präfixe haben eine sehr wichtige Funktion: Sie fungieren als Modifikatoren und verändern die Bedeutung des Wortstamms, ähnlich wie Adjektive. Obwohl Sie in diesem Kapitel einige neue und unbekannte Präfixe kennenlernen, die nur in der medizinischen Welt existieren, funktionieren medizinische Präfixe größtenteils wie jedes andere Präfix in der deutschen Sprache.

Gängige Präfixe

Beachten Sie beim Umgang mit Präfixen immer auch die Funktionen der anderen Wortteile. Die Kombinationsform oder der Wortstamm, wie in Kapitel 3 erläutert, bezeichnet den Körperteil. Das Suffix, immer am Ende eines Wortes, bezeichnet üblicherweise einen Eingriff, einen Zustand oder eine Krankheit. Zusammen ergeben die drei Wortteile (Präfix, Wortstamm, Suffix) einen aussagekräftigen medizinischen Begriff.

Das Wichtigste zuerst: Sehen Sie sich die häufigsten Präfixe in einfacher, leicht zu merkender alphabetischer Reihenfolge an (und lernen Sie diese am besten auswendig). Weiter hinten in diesem Kapitel erläutern wir, wie diese Präfixe in die medizinische Terminologie eingebunden sind.

Präfixe von A bis E

- **A-**, **an-**: Fehlen von, ohne, nicht
- **Ab-**: weg von, wegnehmen
- **Ad-**: hin zu, nahe
- **Ambi-**, **ambo-**: zu beiden Seiten, zweifach
- **Amphi-**: doppelt, beidseitig
- **Ana-**: auf, auseinander
- **Ante-**: vor, voraus, vorher
- **Anti-**: entgegengesetzt, gegen
- **Ap-**, **apo-**: getrennt, abgeleitet von
- **Aut-**, **auto-**: selbst, allein, eigen
- **Bi-**: doppelt, zweifach, beide
- **Brady-**: langsam, bezieht sich meist auf Herzrhythmus/-frequenz
- **Brachy-**: kurz
- **Circum-**, **zirkum-**: um, herum
- **Co-**, **con-**, **com-**: zusammen, mit
- **Contra-**, **kontra-**: gegen, entgegengesetzt zu
- **De-**: ab-, weg-, herab-, rück-
- **Di-**: zwei, zweimal
- **Dia-**: durch, hindurch, auseinander, quer, zwischen
- **Dis-**: getrennt von, frei von
- **Dys-**: schlecht, schmerzhaft, schwierig
- **E-**, **ex-**: von, weg von, aus, heraus

- **Ekto-**, **exo-**: außen, äußerlich
- **Em-**, **en-**: in, hinein, innerhalb
- **Endo-**, **ento-**: innerhalb oder innerlich
- **Epi-**, **ep-**: auf, über
- **Eu-**: normal
- **Extra-**: jenseits, außerhalb von oder nach außen

Stiften Verwirrung: Präfixe mit gleicher Bedeutung

Manche Präfixe sehen völlig unterschiedlich aus, bedeuten aber das Gleiche. Dazu ein paar gängige Beispiele:

- Hyper-, supra- und epi- bedeuten alle »über«.
- Anti- und contra- bedeuten »gegen«.
- Dys- und mal- bedeuten beide »schlecht« oder »schmerzhaft«.
- Hypo-, sub- und infra- bedeuten alle »unter«.
- Intra- und endo- bedeuten »innerhalb«.

Achten Sie aber auf Präfixe, die ähnlich klingen, aber leicht unterschiedliche Bedeutungen haben, wie zum Beispiel ab- und ad-, ambi- und amphi- sowie dis- und dys-.

Präfixe von F bis J

- **Hemi-**, **semi-**: halb, Hälfte von
- **Hyper-**: über, übermäßig, jenseits
- **Hypo-**: unter, unterhalb, zu wenig, mangelhaft
- **Im-**, **in-**: in, innerhalb, nicht (»immobil«)

- **Infra-**: unter, unterhalb
- **Inter-**: zwischen
- **Intra-**: innerhalb, innen
- **Iso-**: gleich oder gleichwertig

Infra-, Inter- und Intra- werden oft verwechselt und entsprechend falsch verwendet.

Präfixe von K bis O

- **Kata-**: ab-, hinab-, nach unten, abbauend
- **Makro-**: groß
- **Mal-**: schlecht
- **Mes-**, **meso-**: mittig
- **Meta-**: jenseits, im Wandel
- **Mikro-**: winzig, klein
- **Mono-**, **uni-**: eins
- **Mult-**, **multi-**: viele, mehrere
- **Neo-**: neu oder kürzlich
- **Oligo-**: spärlich, wenige
- **Ortho-**: gerade, richtig, normgerecht

Wenn Sie sich einmal beim besten Willen nicht mehr an die Bedeutung eines Präfixes erinnern können, versuchen Sie es mit einem ähnlichen Wort aus der Alltagssprache. Sie können sich beispielsweise die Bedeutung von »mikro-« erschließen, indem Sie an das Wort Mikroskop denken, mit dem sich nun wirklich sehr kleine Dinge betrachten lassen.

Ähnlich, aber ganz das Gegenteil …

Manche Präfixe bergen eine hohe Verwechslungsgefahr, weil sie sich so ähnlich anhören, aber eine gegensätzliche Bedeutung haben:

- **Ab**- bedeutet »weg von« (entführen), aber **ad**- bedeutet »hin«, »zu«.
- **Ante-, pre**- und **pro**- bedeuten alle »vorher«, aber **post**- bedeutet »nach«.
- **Hyper-, supra**- und **epi**- bedeuten »über«, **hypo-**, **infra**- und **sub**- hingegen »unter« oder »mangelhaft«.
- **Tachy**- bedeutet »schnell«, **brady**- bedeutet »langsam«.
- **Makro**- bedeutet »groß«, **mikro**- hingegen »klein«.

Präfixe von P bis Z

- **Pan**-: alles umfassend (Pandemie)
- **Para**-: jenseits, neben oder nach, abweichend
- **Per**-: durch
- **Peri**-: um, herum
- **Poly**-: viele, übermäßig
- **Post**-: nach, hinter
- **Pre-**, **prä-**, **pro-**: vor, vorher
- **Presby**-: alt, altersbedingt, hohes Alter
- **Pseudo**-: nicht echt, nachgemacht (Pseudonym)
- **Quadri-, tetra**-: vier
- **Re**-: Rückwärts oder wieder (wiederholend, Re-zidiv, Re-animation)
- **Retro**-: hinter, rückwärts gerichtet (räumliche Trennung, zum Beispiel Retro-peritoneum)
- **Semi**-: halb

- **Sub-**: unter, unterhalb
- **Super-**, **supra-**: über, übermäßig, höher
- **Sym-**, **syn-**: mit, zusammen
- **Tachy-**: schnell oder beschleunigt
- **Trans-**: durch oder durchquerend
- **Tri-**: drei
- **Ultra-**: übermäßig, jenseits

Präfixe Zusammenhängen zuordnen können

Der nächste Schritt bei Präfixen ist die Anwendung auf die in der medizinischen Terminologie täglich verwendeten Wörter. Die folgende Liste ist (leider) keineswegs die letzte Liste medizinischer Begriffe, mit der Sie in diesem Buch konfrontiert werden, aber sie bietet eine Auswahl der häufigsten Präfixe im Kontext mit Begriffen, in denen sie verwendet werden.

Präfixe im Kontext mit Ihrem Körper

Hier sind einige gängige Beispiele für Präfixe in Begriffen, die sich auf Ihren Körper beziehen. Sie können eine schöne Mischung aus Mengen, Richtungen und Veränderungen bei diesen Präfixen erkennen, die Ihnen sehr genau anzeigen, worum es sich jeweils handelt:

- **A**menorrhoe: wenn die Regelblutung ausbleibt
- **An**ovulatorisch: Die Eierstöcke setzen keine Eizellen frei, das kann aber hormonell induziert werden.
- **Bi**lateral: beidseitig (lateral = seitlich)
- **Brady**kardie: verlangsamter Herzschlag

- **Brady**arrhythmie: verlangsamter, unregelmäßiger Herzschlag
- **Circum**ferentiell, **zirkum**ferentiell: den gesamten Umfang (Zirkumferenz) einnehmend
- **Dys**funktional: funktionsgestört, zum Beispiel dysfunktionale Gebärmutterblutung
- **Endo**zervix: Zervikalkanal (innerer Anteil)
- **Exo**zervix: äußerer Anteil des Gebärmutterhalses
- **Hyper**tonie: übermäßiger oder hoher Blutdruck
- **Hyper**emesis: übermäßiges Erbrechen
- **Hypo**tonie: niedriger oder unter dem Normalwert liegender Blutdruck
- **Infra**umbilikal: unterhalb des Bauchnabels
- **Multi**lokulär: ein Tumor oder eine Zyste mit vielen oder mehreren Kammern, kleinen Räumen oder Hohlräumen, die oft mit Flüssigkeit gefüllt sind
- **Oli**gurie: geringe, unzureichende Urinproduktion
- **Oli**gomenorrhoe: zu seltene Menstruation (verlängerte Zyklen)
- **Para**ovariell: neben einem Eierstock gelegen
- **Peri**kard: Herzbeutel
- **Peri**urethral: um die Harnröhre liegend
- **Poly**dipsie: übermäßiger Durst (Symptom von Diabetes)
- **Poly**urie: übermäßiges Wasserlassen (ebenfalls Symptom von Diabetes)
- **Pseudo**zyste: eine Struktur, die eine Zyste ähnelt, aber keine echte Zyste ist
- **Sub**costal, **sub**kostal: unter oder unter den Rippen
- **Sub**umbilikal: Bereich unter dem Nabel

Begriffe in der Arztpraxis oder im Krankenhaus verstehen

Hier finden Sie einige Begriffe, die Sie in der Arztpraxis oder in der Notaufnahme hören können:

- **Ab**duktion: Bewegung eines Körperteils von der Körpermitte (Medianebene) weg

  Dieser Begriff wird in der Orthopädie verwendet, um den Bewegungsumfang eines Arms oder Beins zu testen. In der medizinischen Transkription wird er oft als »A-B-Duktion« bezeichnet, um ihn von »A-D-Duktion« (was das Gegenteil bedeutet) zu unterscheiden, die der nächste Begriff erklärt.

- **Ad**duktion: Bewegung zur Körpermitte hin, also das Gegenteil von Abduktion; üblicherweise als » A-D-Duktion« bezeichnet oder ausgesprochen
- **Auto**loges Knochentransplantat: Knochen, der von einer Entnahmestelle am Körper entnommen und als Transplantat an einer anderen Körperstelle verwendet wird.
- **Dis**sektion: in Teile schneiden oder zerlegen
- **Intra**muskulär: Injektion in einen Muskel
- **Intra**uterinpessar: Verhütungsmittel in oder innerhalb der Gebärmutter
- **Intra**venös: Injektion in eine Vene
- **Makro**skopisch: groß genug, um mit bloßem Auge sichtbar zu sein
- **Multi**para: wenn eine Frau mindestens zwei lebende Kinder geboren hat
- **Peri**operativ: Zeitraum um einen operativen Eingriff oder während eines solchen
- **Post**natal: nach der Geburt
- **Post**operativ: Zeitraum nach einem operativen Eingriff

- **Prä**menstruell: Zeitraum vor Beginn der Menstruation
- **Prä**natal: Zeitraum vor der Geburt (auch bekannt als »Schwangerschaft«)
- **Prä**operativ: Zeitraum vor einem operativen Eingriff
- **Pseudo**schwangerschaft: Scheinschwangerschaft
- **Tachy**arrhythmie: schnelle oder beschleunigte Herzrhythmusstörungen
- **Tachy**kardie: schnelle oder beschleunigte Herzfrequenz

Noch mehr Begriffe aus der Apotheke und dem Labor

In der Apotheke und im Labor werden unzählige lange, schwer zu buchstabierende Begriffe verwendet. Hier ein kurzer Vorgeschmack:

- **Anti**inflammatorisch: Mittel, das Entzündungen entgegenwirkt oder sie bekämpft (entzündungshemmend)
- **Kontra**indikation: nicht ratsam, zu vermeiden. In der medikamentösen Therapie sind bestimmte Medikamente kontraindiziert, wenn sie mit anderen Medikamenten interagieren.
- **Mikro**skopisch: sehr klein, nur unter dem Mikroskop sichtbar
- **Neo**plasie: Zustand mit neuem (Zell-)Wachstum
- **Neo**plasma: Neubildung (gut- oder bösartig), häufig Tumor

Zurück zu den Wurzeln, nochmals!

Sie kennen die Präfixe. Super! Können Sie sich jetzt an die große Bandbreite an Wortstämmen erinnern, mit denen diese zur Bildung medizinischer Begriffe zusammenpassen? Tabelle 4.1 bietet Ihnen einen kurzen Exkurs in häufige Wortstämme von A bis M.

Wortstamm	Bedeutung
abdomin/o	Abdomen (Unterleib)
acetabul/o	Hüftgelenks- oder Beckenpfanne (Acetabulum)
acro, akro	äußeres Ende (Extremität)
aden/o	Drüse
adren/o	Nebennieren
alveol/o	Luftblase (Alveolen)
andr/o	männlich
angi/o	Gefäß
an/o	Anus
arteri/o	Arterie
arteriol/o	Arteriole
arthr/o, articul/o	Gelenk
ather/o	Fettdegeneration
atri/o	Vorhof
audi/o	Hören
bacteri/o, bakteri/o	Bakterien, bakteriell
balan/o	Eichel
bio	Leben
blephar/o	Augenlid
brachi/o	Arm
bronch/i, bronch/o	Bronchus
bronchiol/o	Bronchiole
carcin/o, karzin/o	Krebs (Karzinom)
cardi/o, kardi/o	Herz
carp/o	Handgelenk
cellul/o	Zelle
cephal/o	Kopf
cerebell/o	Kleinhirn
cerebr/o	Großhirn
cervic/o	Hals oder Gebärmutterhals
chol/e	Galle
cholecyst/o	Gallenblase
choledoch/o	gemeinsamer Gallengang
chondr/o	Knorpel
chrom/o	Farbe
clavic/o	Schlüsselbein
col/o, kol/o	Kolon
colp/o	Vagina
cost/o	Rippe
crani/o, krani/o	Schädel

Wortstamm	Bedeutung
cryo, kryo	Kälte
crypt/o, krypt/o	versteckt
cutane/o, kutane/o	Haut
cyan/o, zyan/o	Blau
cyst/o, zyst/o	Blasen oder Zysten
cyt/o, zyt/o	Zelle
dactyl/o	Finger, Zehen oder Fingerglieder
dermat/o, derm/o	Haut
dipl/o	doppelt, zweifach
duoden/o	Zwölffingerdarm
enzephal/o	Gehirn
enter/o	Darm
episi/o	Vulva
erythr/o	rot
fibr/o	Fasern, faserig
galact/o, galakt/o	Milch
gastr/o	Magen
gingiv/o	Zahnfleisch
gloss/o	Zunge
glyc/o, glyk/o	Zucker
gynec/o, gynäk/o	weiblich
hemat/o, hem/o, hämat/o, häm/o	Blut
hepat/o, hepatic/o	Leber
heter/o	anders, verschieden
hidr/o	Schweiß
hist/o, histi/o	Gewebe
hom/o, home/o	gleich, ähnlich
hydr/o	Wasser, nass
hyster/o	Gebärmutter
iatr/o	Behandlung
ile/o	Ileum (Darm)
ili/o	Ilium (Beckenknochen)
intestin/o	Darm
iischi/o	Ischium
jejun/o	Jejunum
kerat/o	Hornhaut des Auges, hornartiges Gewebe
lacrim/o	Tränen
lact/o, lakt/o	Milch
lapar/o	Bauch
laryng/o	Kehlkopf

Wortstamm	Bedeutung
leuk/o	weiß
lingu/o	Zunge
lipid/o, lip/o	Fett
lith/o	Stein oder Kalk
lymph/o	Lymphgefäße
mamm/o	Brust
mast/o	Brust
melan/o	schwarz
mening/o	Hirnhaut
men/o	Menstruation
metr/a, metr/o	Uterus
myel/o	Knochenmark oder Rückenmark
my/o	Muskel
myring/o	Trommelfell

Tabelle 4.1: Wortstämme von A bis M

Das waren mehr Wurzeln als beim Zahnarzt … und wenn Sie jetzt noch immer nicht genug haben sollten, können Sie gleich mit Tabelle 4.2 (den Wortstämmen von N bis Z) weitermachen.

Wortstamm	Bedeutung
nas/o	Nase
nat/o	Geburt
necr/o, nekr/o	Tod
neo	neu
nephr/o	Niere
neur/o, neur/i	Nerv
ocul/o	Auge
odont/o	Zahn
onych/o	Nagel
oophor/o	Eierstock
ophthalm/o	Auge
orchid/o, orchi/o	Hoden
oss/eo, oss/i, ost/e, ost/eo	Knochen
ösophag/o	Speiseröhre
ot/o	Ohr
palat/o	Gaumen
pancreatic/o	Bauchspeicheldrüse

Wortstamm	Bedeutung
path/o	Krankheit
ped/o, päd/o	Kind
perine/o	Damm
physi/o	Natur oder Funktion von
pleur/o, pleur/a	Pleura, Rippe (Seite)
pneum/o, pneumon/o	Lunge
pod/o	Fuß
poli/o	graue Substanz des Nervensystems
proct/o, prokt/o	Rektum, Anus
psych/o	Geist
pulmon/o	Lunge
py/o	Eiter
pyel/o	Nierenbecken
pylor/o	Pylorus
rect/o, rekt/o	Rektum
ren/i, ren/o	Niere
rhin/o	Nase
sacr/o, sakr/o	Kreuzbein
salping/o	Eileiter
sarc/o	Fleisch
scapul/o	Schulterblatt
sept/o	Infektion oder Septum
sigmoid/o	sigmoid, S-förmig
spermat/o	Sperma
splen/o	Milz
spondyl/o	Wirbel
stern/o	Brustbein
stomat/o, stom/a	Mund oder Öffnung
tend/o, ten/o, tendin/o	Sehne
testicul/o	Hoden
therm/o	Wärme
thorac/o	Brust
thym/o	Thymus
thyr/o, thyroid/o	Schilddrüse
tonsill/o	Mandeln
trache/o	Luftröhre
tympan/o	Trommelfell
ungu/o	Nagel
urin/o, ur/o	Urin

Wortstamm	Bedeutung
ureter/o	Harnleiter
urethr/o	Harnröhre
uter/o	Uterus
vas/o	Samenleiter (Spermienkanal)
ven/o	Vene
vesic/o, vesik/o	Harnblase
viscer/o, viszer/o	Eingeweide
xanth/o	gelb
xer/o	trocken

Tabelle 4.2: Wortstämme von N bis Z

IN DIESEM KAPITEL

Gängige Suffixe und ihre Kombinationen

Wiederholung einiger Wortstämme

Kapitel 5
Das dicke Ende kommt noch: Die Suffixe

Das *Suffix* hat – ebenso wie das Präfix und der Wortstamm – eine zentrale Funktion. Es steht am Ende eines medizinischen Fachbegriffs und bezeichnet in der Regel ein Verfahren, einen Zustand oder eine Krankheit. Die meisten fachsprachlich gebildeten Begriffe enthalten ein Suffix; das Suffix sagt uns oft, was mit einem bestimmten Körperteil oder -system passiert, was mit dem Körper nicht stimmt oder welches Verfahren zur Diagnose oder Behandlung angewendet wird.

Häufige Suffixe

Die Bedeutung von Suffixen ist extrem vielfältig. Wie Präfixe haben viele Suffixe ähnliche Bedeutungen wie in der Alltagssprache, aber eben nicht immer! Sie werden die üblichen Verdächtigen unter den Suffixen schnell kennenlernen – insbesondere die folgenden drei.

Suffix »-itis«

Das Suffix *-itis* bezeichnet einfach eine *Entzündung* und ist in der medizinischen Terminologie sehr beliebt, da diese Endung auf nahezu jeden Körperteil eines beliebigen Systems angewendet werden kann. Hier einige Beispiele:

- **Arthritis**: Gelenkentzündung
- **Bronchitis**: Entzündung der Bronchien
- **Tonsillitis**: Mandelentzündung

Suffix »-om«

Nein, hier geht es nicht um das in der Meditation gern genutzte »Om«, denn in der Medizin bedeutet *-om* etwas ganz anderes. Diese Endung kann oft für etwas stehen, das weitaus weniger beruhigend ist: für eine *Geschwulst* oder einen *Tumor*, also ganz allgemein eine Neubildung, die gut- oder bösartig sein kann. Einige Beispiele dafür sind:

- **Karzinom**: bösartiger (krebsartiger) Tumor oder Wucherung
- **Leiomyom**: gutartiger (nicht krebsartiger) Tumor aus der glatten Muskulatur; häufig als Myom bezeichnet
- **Melanom**: Tumor des melanozytären Systems (Melanozyten in der Haut), ein hochgradig bösartiger und schnell metastasierender Tumor
- **Osteom**: gutartige Neubildung (Knochentumor)

Ein Tumor kann je nach Art und Zusammensetzung sowie der Art der Zellteilung und des Zellwachstums entweder gutartig oder bösartig sein.

Suffix »-pathie«

Jetzt kommen wir zum letzten der drei sehr oft verwendeten Suffixe, zur Endung *-pathie*, die immer einen Krankheitsprozess oder eine Störung bezeichnet. Die breite Verwendung dieser Endung wird durch die große Anzahl von Körpersystemen ermöglicht, die sie beschreiben kann.

- **Kardiomyopathie**: Erkrankung der Herzmuskulatur
- **Kardiopathie**: Erkrankung des Herzens
- **Neuropathie**: Erkrankung des Nervensystems

Und noch ein paar andere Suffixe …

Natürlich gibt es noch viele weitere Suffixe, die genauso wichtig sind wie die drei zuvor genannten, auch wenn sie Ihnen vielleicht (noch) nicht so geläufig sind. Wie bei deutschen Begriffen führen viele Suffixe zu Adjektiven. Tabelle 5.1 listet einige auf, die Sie kennen sollten.

Suffix	Bedeutung
-ämie	das Blut betreffend
-algie, -dynie	Schmerz, Unbehagen
-arche	Anfang, Ursprung (Menarche = erste Regelblutung)
-cele, -zele	Ausstülpung (Hernie), Schwellung
-cid, -cidal, -zid, -zidal	abtötend, zerstörend
culus, -culum, -illus, -olus, -kel, -kül, -el, -ulus	Verkleinerungsform (Diminutiv)
-cyt, -cyten, -zyt, -zyten	Zelle, Zellen
-dese	chirurgische Fusion oder Fixierung
-ektasie	Erweiterung, Dilatation
-ektomie	Herausschneiden, chirurgische Entfernung
-emesis	Erbrechen
-ent, -er, -ist	handelnde Person, Agens
-esis, -ia, -iasis, -osis, -sis, -tion	Zustand oder Beschaffenheit von
-esis, -iasis	Zustand
-form, -oid	-artig, ähnlich, in der Gestalt von
-genese	Entstehung, Ursprung von
-gen	erzeugend, entstanden durch, verursachend
-gramm	(aufgezeichnetes) Bild/Schrift
-graf	Instrument zur Aufzeichnung
-grafie	Aufzeichnungsverfahren
-ie	Wissenschaft, Lehre
-isieren	behandeln, versehen mit, in einen Zustand versetzen
-ismus	Zustand, Normabweichung, Lehre, aber auch Übertreibung, Neigung (Alkoholismus)
-itis	Entzündung
-lyse	Lösung, Auflösung, Zerstörung
-malazie	Erweichung
-megalie	Vergrößerung
-meter	Messgerät
-metrie	Messvorgang
-ös, -tisch/-isch	bezieht sich auf
-ologe	Fachperson, Spezialist
-ologie	Lehre, Fachgebiet
-om	Tumor, Neubildung, Schwellung (Melanom)
-opie	(Zustand des) Sehens, Sehkraft
-opsie	Betrachtung, Inspektion (diagnostisch)
-ose	Krankheit, chronischer Zustand oder degenerative Erkrankung
-pathie	Krankheit, Anomalie

Suffix	Bedeutung
-penie	Mangel, Verminderung
-pexie	chirurgische Fixierung
-phagie	Essen, Schlucken
-phobie	krankhafte Angst, Aversion
-plasie	Entstehung, Entwicklung
-plastie	chirurgische Rekonstruktion oder Formung
-plegie	Lähmung
-pnoe	Atmung
-poese, -poiet	Bildung, Entstehung
-ptose	Senkung, Herabsinken
-rrhagie	starker Aus-/Blutfluss
-rrhaphie	chirurgisches Nähen, Naht
-rrhoe, -rrhö	Fluss, Ausfluss (Diarrhö)
-rrhexis	Ruptur, Abriss
-sklerose	Verhärtung
-skop	Instrument zur visuellen Untersuchung
-skopie	Prozess der visuellen Untersuchung
-spasmus	plötzliche oder unwillkürliche Kontraktion
-stase	Anhalten, zum Stillstand kommen
-stomie	operative Anlegung einer Öffnung (Stoma)
-tom	Instrument zum Schneiden
-tomie	Einschneiden, chirurgischer Schnitt
-tripsie	Zertrümmerung
-trophie, -trophisch	Ernährung, Größenänderung, Gewebewachstum
-zentese	Punktion zum Entfernen oder Absaugen von Flüssigkeit, Drainage

Tabelle 5.1: Zusammenfassung weiterer Suffixe

Die Suffixe -rrhagie, -rrhaphie, -rrhoe (oder -rrhö) und -rrhexis werden als »die vier R« bezeichnet. Alle vier sind schwer auszusprechen und werden fast immer falsch geschrieben – meist wird ein R oder das H vergessen.

Suffixe bestimmten Zuständen zuordnen

Sehen wir uns nun einige Beispiele für Suffixe in der medizinischen Praxis an. Beginnen Sie mit dem Ort, der Ihnen am nächsten ist: Ihrem eigenen Körper.

Suffixe für Ihren Körper

- Akro**phobie**: Höhenangst
- An**ämie**: verminderter Hämoglobin-/Erythrozytengehalt
- A**pnoe**: Atemstillstand
- Dia**rrhoe**: häufiger Abgang von wässrigem oder dünnflüssigem Stuhl
- Dys**phagie**: schmerzhaftes oder erschwertes Schlucken
- Dys**pnoe**: erschwerte/angestrengte Atmung
- Erythro**zyten**: rote Blutzellen
- Foto**phobie**: Lichtempfindlichkeit
- Gastro**dynie**: Magenschmerzen oder -beschwerden
- Hämo**rrhagie**: starker Blutverlust/Blutung
- Hemi**plegie**: Lähmung einer Körperhälfte
- Hepato**megalie**: Vergrößerung der Leber
- Hepatospleno**megalie**: Vergrößerung von Leber und Milz
- Hyper**emesis**: starkes Erbrechen
- Ile**ostomie**: operative Anlage einer Öffnung aus dem Ileum zur Bauchdecke
- Kardio**megalie**: Vergrößerung des Herzens
- Klaustro**phobie**: Angst vor geschlossenen oder engen Räumen
- Kol**ostomie**: operative Anlage einer Öffnung des Dickdarms zur Bauchdecke
- Leuk**ämie**: bösartige Erkrankung der weißen Blutzellen
- Leuko**zyten**: weiße Blutzellen
- Meno**rrhagie**: starke Menstruation
- My**algie**: Muskelschmerzen
- Nephr**ose**: Nierenerkrankung

- Ortho**pnoe**: Unfähigkeit, außer in aufrechter Position richtig zu atmen
- Osteo**penie**: Mangel an Knochenmasse
- Spleno**megalie**: Vergrößerung der Milz
- Tetra**plegie**: Lähmung aller vier Extremitäten
- Trache**ostomie**: chirurgische Öffnung der Luftröhre, nach einer Tracheotomie

Suffixe in der Arztpraxis und im Krankenhaus

- Abdomino**plastik**: plastische Operation am Bauch
- Amnio**zentese**: Punktion der Fruchtblase zur Gewinnung von Fruchtwasser
- Appendek**tomie**: chirurgische Entfernung des Wurmfortsatzes
- Broncho**skop**: Instrument zur Bronchoskopie
- Hernio**rrhaphie**: chirurgische Naht eines Bruchs
- Hysterek**tomie**: chirurgische Entfernung der Gebärmutter
- Kardio**graf**: Gerät zur Durchführung einer Kardiografie
- Kardio**grafie**: Oberbegriff für bildgebende oder elektrische Verfahren zur Herzdiagnostik (zum Beispiel EKG, Echokardiografie)
- Kardio**gramm**: Aufzeichnung der Herzaktivität (EKG)
- Laparo**skop**: Endoskop für die Bauchhöhle zur Durchführung einer Laparoskopie
- Lapar**otomie**: Einschnitt in den Bauchraum
- Mammo**grafie**: röntgenologisches Verfahren der Brustdiagnostik
- Myo**rrhafie**: Naht eines Muskels
- Myo**rrhexis**: Zerreißung eines Muskels oder Muskelgewebes
- Oste**otomie**: operativer Knochenschnitt

- Psych**ologe**: Fachperson der Psychologie
- Rhino**plastik**: Formkorrektur der Nase
- Trache**otomie**: chirurgischer Einschnitt in die Luftröhre, meist als Vorbereitung einer Tracheostomie
- Urethro**pexie**: chirurgische Fixierung der Harnröhre

Suffixe in der Pharmazie und im Forschungslabor

- Iatro**gen**: durch ärztliche Maßnahme/Behandlung verursacht (beispielsweise kann Haarausfall eine iatrogene Wirkung einer Chemotherapie sein)
- Iatro**phobie**: krankhafte Angst vor Ärzten und/oder Behandlungen
- Path**ologe**: Arzt für Pathologie (Diagnostik von Krankheiten an Geweben/Zellen, führt unter anderem Obduktionen durch)
- Pharmak**ologie**: Lehre von Arzneimitteln
- Sono**gramm**: aufgezeichnetes Bild der Sonografie (Ultraschallbild)

IN DIESEM KAPITEL

Griechische und lateinische Ursprünge

Begriffe für die innere und äußere Anatomie

Begriffe aus der Pathologie

Kapitel 6

Ich weiß, was du bedeutest: Worterkennung

Das Erlernen medizinischer Präfixe, Wortstämme und Suffixe ist nur der Anfang auf dem Weg zum Terminologie-Experten. Sobald Sie diese Begriffe beherrschen, können Sie sich mit der allgemeinen medizinischen Worterkennung befassen, denn die ist manchmal gar nicht so einfach,

Wortstämme bleiben die Grundbausteine der Wortbildung, und Sie können direkt auf sie zurückgreifen, um alle Arten von Wörtern zu erkennen, die mit bestimmten Körperteilen und -regionen in Verbindung stehen. Da Sie so viel Zeit damit verbracht haben, diese einzelnen Bausteine zu lernen, können Sie nun beginnen, Ihr Wissen zu nutzen, um das größere Puzzle der ganzen Wörter zusammenzusetzen.

Schuld an all dem, was Sie nun lernen sollten, sind vor allem der griechische Arzt *Hippokrates von Kos* (460 bis 370 vor unserer Zeitrechnung) und *Aristoteles* (griechischer Universalgelehrter, 384 bis 322 vor unserer Zeitrechnung). Etwa 75 Prozent aller medizinischen Begriffe basieren auf altgriechischen und später (vor allem im Mittelalter) latinisierten Wörtern.

Inside-Storys: Begriffe für Ihr Inneres

In all den Hohlräumen Ihres Körpers verbirgt sich natürlich eine Fülle von medizinischen Begriffen, die sich auf die entsprechenden Körperteile beziehen. Die Wortstämme und Zusammensetzungen aus Kapitel 3 (und weiteren Kapiteln in diesem Buch) können zu allen möglichen Wortkombinationen führen, um alltägliche Beschwerden und Verfahren bis hin zu Pathologie und Pharmakologie möglichst präzise zu beschreiben.

Denken Sie daran, dass Sie aus jedem Wortstamm oder jeder Kombinationsform mehrere verschiedene medizinische Begriffe bilden können.

Tabelle 6.1 enthält einige Beispiele dafür, wie Wortstämme für die inneren Anteile Ihres Körpers verwendet werden.

Wortstamm	Bedeutung	Beispiel(e)
abdomin/o	Abdomen	Abdominoplastik: chirurgische Korrektur oder Rekonstruktion des Bauches
angi/o	Gefäß	Angioplastie: chirurgische Reparatur oder Rekonstruktion eines Gefäßes
arteri/o	Arterie	Arterioplastik: chirurgische Reparatur oder Rekonstruktion einer Arterie
arthr/o	Gelenk	Arthroplastik: chirurgische Reparatur oder Rekonstruktion eines Gelenks
audi/o	hören	Audiometrie: Messung des Hörvermögens mit einem Audiometer
bio	Leben	Biologie: Lehre vom Leben und den Lebewesen
bronch/i, bronch/o	Bronchien	Bronchitis: Entzündung der Bronchien Bronchoskopie: visuelle Untersuchung der Bronchien
cardi/o, kardi/o	Herz	Kardiomegalie: Vergrößerung des Herzens kardial: das Herz betreffend Myokarditis: Entzündung der Herzmuskulatur
cholecyst/o	Gallenblase	Cholecystektomie: Entfernung der Gallenblase Cholecystitis: Entzündung der Gallenblase
chondr/i, chondr/o	Knorpel	Chondromalazie: Erweichung des Knorpels
col/o, kol/o	Kolon	Koloskopie: visuelle Untersuchung des Dickdarms Kolonoskop: Instrument zur Koloskopie
cry/o, kry/o	Kälte	Kryobiologie: Teilgebiet der Biologie, der sich mit den Auswirkungen niedriger Temperaturen befasst

Wortstamm	Bedeutung	Beispiel(e)
cyst/o, zyst/o	Blasen oder Zysten	Zystektomie: chirurgische Entfernung einer einfachen Zyste oder der Harnblase Zystitis: Entzündung der Blase Zystogramm: Röntgenaufnahme der Blase Zystopexie: chirurgische Fixierung der Blase an der Bauchdecke
cyt/o, zyt/o	Zelle	Zytologie: Untersuchung von Zellen
duoden/o	Duodenum	Duodenotomie: chirurgische Eröffnung des Zwölffingerdarms Duodenitis: Entzündung des Zwölffingerdarms
encephal/o, enzephal/o	Gehirn	Enzephalitis: Entzündung des Gehirns
episi/o	Damm	Episiotomie: chirurgischer Schnitt in den Dammbereich
erythr/o	rot	Erythrozyten: rote Blutkörperchen Erythem: Hautrötung
galact/o, galakt/o	Milch	Galaktorrhö: spontaner Milchfluss außerhalb der Stillzeit
gastr/o	Magen	Gastritis: Entzündung des Magens Gastrektomie: chirurgische Entfernung des Magens Gastrodynie: Magenschmerzen oder -krämpfe
glyc/o, glyk/o	Zucker	Glykosurie: Zucker im Urin
gynec/o, gynäko	weiblich	Gynäkologe: Arzt, der Erkrankungen der weiblichen Geschlechtsorgane untersucht und behandelt
häm/o, hämat/o	Blut	Hämatozyt: Blutzelle
hepat/o, hepatic/o	Leber	Hepatitis: Entzündung der Leber
heter/o	anderer, anders	heterosexuell: sexuell zum anderen Geschlecht hingezogen
hist/o, histi/o	Gewebe	Histologie: Lehre des Gewebes
hom/o, home/o	gleich, ähnlich	homosexuell: sexuell zum eigenen Geschlecht hingezogen
hydr/o	Wasser, nass	Hydromassage: Massage durch bewegtes Wasser
hyster/o	Gebärmutter	Hysterektomie: chirurgische Entfernung der Gebärmutter

Wortstamm	Bedeutung	Beispiel(e)
ile/o	Ileum (Darm)	Ileostomie: künstliche Öffnung aus dem Ileum zur Bauchdecke Ileitis: Entzündung des Ileums
ili/o	Ilium (Beckenknochen)	ilioinguinal: die Ilium- und Leistenregion betreffend
jejun/o	Jejunum	Jejunitis: Entzündung des Jejunums Jejunostomie: künstliche Öffnung in das Jejunum für eine Ernährungssonde
lacrim/o	Tränen	Tränendrüse (Glandula lacrimalis)
laryng/o	Kehlkopf	Laryngitis: Entzündung des Kehlkopfes Laryngektomie: chirurgische Entfernung des Kehlkopfes
leuc/o, leuk/o	weiß	Leukozyt: weiße Blutzelle
lith/o	Stein oder Kalk	Lithotripsie: Zerkleinern eines Steins oder Konkrements
men/o	Menstruation	Menorrhagie: übermäßige oder starke Menstruationsblutung
myel/o	Knochenmark/ Rückenmark	Myelografie: radiologisches Verfahren zur Darstellung des Rückenmarks
my/o	Muskel	Myositis: Entzündung eines Muskels Myalgie: Muskelschmerzen oder schmerzhafte Muskeln
nat/o	Geburt	pränatal: vor der Geburt postnatal: nach der Geburt
necr/o, nekr/o	Tod	Nekrose: Absterben einer Zelle Nekrophobie: pathologische Angst vor Toten oder toten Dingen wie etwa Leichen
nephr/o	Niere	Nephrektomie: chirurgische Entfernung einer Niere
neur/o, neur/i	Nerv	Neurologe: Arzt, der Erkrankungen des Nervensystems untersucht und behandelt
oophor/o	Ovar	Oophorektomie: Chirurgische Entfernung eines Eierstocks Oophoritis: Entzündung eines Eierstocks
orchid/o, orchi/o	Hoden	Orchialgie: Schmerzen im Hoden Orchidektomie: chirurgische Entfernung eines Hoden
ösophag/o	Speiseröhre	Ösophagitis: Entzündung der Speiseröhre Ösophagogastroduodenoskopie (EGD): visuelle Untersuchung der Speiseröhre, des Magens und des Zwölffingerdarms mittels Endoskop

Wortstamm	Bedeutung	Beispiel(e)
peritone/o	Peritoneum	peritoneal: das Bauchfell betreffend Peritonitis: Entzündung des Peritoneums
pharyng/o	Pharynx	Pharyngitis: Entzündung des Rachens (Halsschmerzen)
pleur/o, pleur/a	Pleura, Rippe (Seite)	Pleuritis: Entzündung der Auskleidung der Brusthöhle Pleurolyse: chirurgische Trennung von Pleura-Verwachsungen
pneum/o, pneumon/o	Lunge	Pneumonitis: Entzündung der Lunge
proct/o	Rektum, Anus	Proktologe: Arzt, der Erkrankungen des Rektums und Anus untersucht und behandelt
pulmon/o	Lunge	Pulmonal: die Lunge betreffend
pyel/o	Nierenbecken	Pyelografie: Röntgenaufnahme des Nierenbeckens Pyelolithotomie: Entfernung eines Steins aus dem Nierenbecken
rect/o, rekt/o	Rektum	Rektosigmoid: Übergangsbereich zwischen Colon sigmoideum und Rektums
salping/o	Eileiter	Salpingektomie: chirurgische Entfernung eines Eileiters
sarc/o, sark/o	Fleisch	Sarkom: bösartiger Tumor des mesenchymalen Gewebes
splen/o	Milz	Splenomegalie: Vergrößerung der Milz Splenektomie: chirurgische Entfernung der Milz
tend/o, ten/o, tendin/o	Sehne	Tendinitis: Entzündung einer Sehne
testicul/o	Hoden	testikulär: die Hoden betreffend
thorac/o, thorak/o	Brust	Thorakotomie: Schnitt in die Brusthöhle Thorakozentese: Pleurapunktion
tonsill/o	Tonsillen	Tonsillektomie: chirurgische Entfernung der Mandeln Tonsillitis: Entzündung der Mandeln
ureter/o	Harnleiter	Ureterolithotomie: Entfernung eines Konkrements (Steins) aus einem Harnleiter mittels eines Schnittes Ureteropelvis: den Harnleiter und das Nierenbecken betreffend

Wortstamm	Bedeutung	Beispiel(e)
urethr/o	Harnröhre	Urethritis: Entzündung der Harnröhre Urethropexie: chirurgische Fixierung der Harnröhre
vas/o	Samenleiter	Vasektomie: chirurgische Entfernung eines Teils des Samenleiters zur Sterilisation des Mannes
viscer/o, viszer/o	Viscera (Organe)	Viszerografie: Röntgenaufnahme der Eingeweide

Tabelle 6.1: Begriffe für innere Strukturen

Die Terminologie für äußere Strukturen

Sehen Sie sich nun einige Begriffe an, die Sie für Strukturen auf der Außenseite Ihres Körpers finden können. Tabelle 6.2 hilft Ihnen dabei.

Wortstamm	Bedeutung	Beispiel(e)
blephar/o	Augenlid oder Wimper	Blepharoplastik: chirurgische Korrektur der Augenlider
cephal/o	Kopf	Cephalomegalie: Vergrößerung des Kopfes (Schädel)
cervic/o, zervic/o	Hals oder Gebärmutterhals	Cervicodynie: Schmerzen im Hals Zervizitis: Entzündung des Gebärmutterhalses
cheil/o	Lippe	Cheilophagie: Angewohnheit, sich auf die Lippen zu beißen
derm/a/o, dermat/o	Haut	Dermatitis: Entzündung der Haut Dermatologe: Facharzt für Hautkrankheiten
dors/i, dors/o	Rückseite oder posterior	Dorsalgie: Schmerzen im Rücken
gingiv/o	Zahnfleisch im Mund	Gingivitis: Entzündung des Zahnfleisches
inguin/o	Leistengegend	Inguinodynie: Schmerzen in der Leistengegend
irid/o	Iris des Auges	Iridektomie: chirurgische Entfernung der Iris
lapar/o	Bauch, Lende, Flanke	Laparotomie: Schnitt in den Bauchraum Laparoskopie: visuelle Untersuchung des Bauchraums
lingu/o	Zunge	sublingual: unter der Zunge
mamm/a, mamm/o	Brust	Mammoplastik: chirurgische Korrektur oder Rekonstruktion der Brust

Wortstamm	Bedeutung	Beispiel(e)
mast/o	Brust	Mastektomie: chirurgische Entfernung der Brust
odont/o	Zähne	Odontalgie: Zahnschmerzen
onych/o	Nägel	Onychophagia: Gewohnheit, an den Nägeln zu kauen Onychomalazie: Erweichung der Nägel
ophthalm/o, ocul/o	Augen	Ophthalmologe: Arzt, der sich mit den Augen und der Behandlung von Augenkrankheiten befasst
opt/o	sehen, Sehvermögen	Optiker: Person, die die Verschreibung des Augenarztes für Korrektionsbrillen ausführt
or/o	Mund	orolingual: den Mund und die Zunge betreffend
oft/o	Ohr	Otitis media: Entzündung des Mittelohrs Otodynie: Ohrenschmerzen
pelv/o	Becken	Pelvimetrie: Messung der Abmessungen und des Fassungsvermögens des Beckens
pod/o	Fuß	Podarthritis: Entzündung der Fußgelenke
rhin/o	Nase	Rhinoplastik: Nasenkorrektur Rhinorrhö: Ausfluss von Schleim aus der Nase (laufende Nase)
stomat/o	Mund	Stomatitis: Entzündung der Mundschleimhaut oder der Mundhöhle

Tabelle 6.2: Begriffe für die Außenseite Ihres Körpers

Bezeichnungen für pathologische Zustände

Die Pathologie ist die Lehre von den Erkrankungen des Menschen, und auch dieser Bereich hat (Überraschung!) seine eigenen medizinischen Fachbegriffe, die Sie unter anderem in der Arztpraxis oder im Krankenhaus mitunter hören. In Tabelle 6.3 ist eine kleine Auswahl an Begriffen aufgeführt, die verschiedene Arten von pathologischen Zuständen beschreiben.

Es gibt weit über 100 Arten von Krebs und über 100 Ursachen für eine simple Erkältung. Verwirrende Vielfalt! Die Kenntnis der richtigen Fachbegriffe ist für das Verständnis und die Behandlungsform (sowie die Kommunikation verschiedener Ärzte miteinander) von entscheidender Bedeutung.

Wortstamm	Bedeutung	Beispiel(e)
aden/o	Drüse	Adenomegalie: Vergrößerung einer Drüse Adenitis: Entzündung einer Drüse
atri/o	Atrium	Atriomegalie: abnormale Vergrößerung eines Vorhofs des Herzens
carcin/o, karzin/o	Krebs	karzinogen: krebserregende Substanz
cholecyst/o	Gallenblase	Cholelithiasis: Steine in der Gallenblase
choledoch/o	gemeinsamer Gallengang	Choledocholithiasis: Steine im gemeinsamen Gallengang der Gallenblase
cyan/o, zyan/o	blau	Zyanose: bläuliche Verfärbung von Haut und Schleimhäuten durch Sauerstoffmangel zyanotisch: die Zyanose betreffend oder dadurch gekennzeichnet
cyst/o, zyst/o	Blase oder Zyste	Zystozele: herniale Vorwölbung der Harnblase durch die Scheidenwand
Dipl/o	doppelt, zweimal	Diplopie: das Sehen von Doppelbildern
encephal/o, enzephal/o	Gehirn	Enzephalopathie: Störung oder Erkrankung des Gehirns
hämat/o	Blut	Hämatemesis: Erbrechen von Blut
hepat/o	Leber	Hepatomegalie: Vergrößerung der Leber
hydr/o	Wasser, nass	Hydropenie: Wassermangel (Dehydratation)
melan/o	Schwarz	Melanom: schwarz gefärbter Tumor oder Geschwulst

Wortstamm	Bedeutung	Beispiel(e)
necr/o, nekr/o	Tod	Nekrose: Absterben bestimmter Zellen in einem lebenden Organismus
nephr/o	Niere	Nephrolithiasis: Nierensteine
path/o	Krankheit	Pathologie: Teilgebiet der Medizin, das sich mit der Erforschung von Krankheiten und deren Auswirkungen befasst Pathologe: Arzt, der Krankheiten durch die Untersuchung von Geweben und Zellen unter dem Mikroskop diagnostiziert. Führt auch Obduktionen durch.
pneum/o/, pneumon/o	Lunge	Pneumokoniose: Erkrankung, bei der sich Staub oder andere Stoffe in der Lunge ablagern
pneumat/o	Luft	Pneumatozele: luftgefüllte Zyste im Gewebe
salping/o	Eileiter	Hydrosalpinx: Ansammlung von Flüssigkeit in einem Eileiter
sept/o	Fäulnis	Sepsis: Toxine oder krankheitserregende Organismen im Blut (Blutvergiftung) (Achtung: kann auch »Trennwand« bedeuten, etwa bei Septum)
ureter/o	Harnleiter	Ureterolithiasis: Kalkablagerung oder Stein im Harnleiter
urethr/o	Harnröhre	Urethrorrhö: abnormale Absonderung aus der Harnröhre, Harnröhrenausfluss
viscer/o, viszer/o	Viscera (Organe)	Viszeromegalie: Vergrößerung innerer Organe (Organomegalie)

Tabelle 6.3: Pathologie auf einen Blick

IN DIESEM KAPITEL

Wortteile identifizieren

Bedeutungen von Präfix, Suffix und Wortstamm definieren

Analyse durch Zerlegung

Kapitel 7

Demontage ist gefragt: Wörter zerlegen

Ein notwendiger und wichtiger Bestandteil des Lernens medizinischer Fachbegriffe ist die Fähigkeit, ein Wort zu zerlegen oder zu analysieren, um seine Bedeutung zu verstehen. Das bedeutet, dass schwer auszusprechende oder lange medizinische Begriffe, die von Ärzten und medizinischem Fachpersonal verwendet werden, nicht so schwierig sind, wie sie scheinen – sofern Sie nur den Trick kennen, wie Sie diese langen Wörter in verständliche »Häppchen« zerteilen können.

Dabei müssen Sie aber aufpassen, denn viele medizinische Begriffe sind sich in der Schreibweise sehr ähnlich, haben aber unterschiedliche Bedeutungen. Wenn Sie die richtige Bedeutung eines Wortes kennen, ist die Wahrscheinlichkeit geringer, dass Sie ein ähnlich klingendes Wort falsch verwenden. Und das wollen wir in diesem Kapitel üben!

Wenn Sie sich nicht sicher sind, schlagen Sie das Wort in einem medizinischen Wörterbuch nach.

Wortelemente zuordnen können

Keine Sorge – wir fangen hier nicht immer wieder von vorn an, aber an dieser Stelle müssen wir Sie noch einmal an die drei Hauptteile aller medizinischen Begriffe erinnern, damit Sie diese leichter zerlegen können.

Am Anfang eines medizinischen Begriffs finden Sie oft (aber nicht immer) eine Vorsilbe (**Präfix**), die die Richtung, den Ort, den Zeitpunkt und die Menge angeben kann.

Als Nächstes kommt der **Wortstamm**, der den betreffenden Körperteil angibt. Einige Wortstämme sind offensichtlich und leicht zu verstehen, wie *arteri/o* für Arterie, *abdomin/o* für Bauch, *testicul/o* für Hoden und *tonsill/o* für Mandel. Viele sind jedoch nicht so einfach: Was ist mit *blephar/o* für Augenlid, *aden/o* für Drüse, *nephr/o* für Niere, *hepat/o* für Leber oder *oophor/o* für Eierstock? Für Wörter wie diese müssen Sie Ihr Gedächtnis deutlich mehr anstrengen.

Am Ende eines medizinischen Begriffs steht fast immer eine Nachsilbe, das **Suffix**. Die Endung eines Begriffs ist oft der erste Hinweis auf seine Bedeutung. Sie kann auf einen Vorgang, einen Zustand, eine Krankheit oder eine Behandlung hinweisen.

Die Bedeutung eines Suffixes ist, genau wie bei einigen Wortstämmen, möglicherweise nicht offensichtlich. Es ist wichtig, sich zu merken, dass das Suffix immer dieselbe Bedeutung hat, unabhängig davon, an welchen Wortstamm es angehängt ist.

Das Suffix ist der erste Ort, an dem Sie suchen sollten, wenn Sie einen medizinischen Begriff analysieren oder zerlegen möchten. Überprüfen Sie vom Suffix aus das Präfix (falls vorhanden) und schauen Sie schließlich auf das Stammwort.

Definition des Präfixes

Das Präfix und das Suffix sind in gewisser Weise »Adjektive«, die etwas über das Stammwort in der Mitte aussagen. Durch Ändern des Präfixes oder Suffixes ändert sich die Bedeutung des Begriffs.

Hier sind einige häufig verwendete Präfixe: *prä-* (vor), *peri-* (während) und *post-* (nach oder im Anschluss an), die alle mit demselben Begriff kombiniert werden können. Nehmen wir als Beispiel das Wort »operativ«:

- *Präoperativ* bezieht sich auf den Zeitraum oder die Ereignisse vor einem operativen Eingriff.
- *Perioperativ* bezieht sich auf den Zeitpunkt oder die Ereignisse während einer Operation.
- *Postoperativ* bezieht sich auf alles, was nach Abschluss der Operation geschieht.

Durch die Verwendung der drei verschiedenen Vorsilben klingen diese Wörter zwar ähnlich, haben aber ganz unterschiedliche Bedeutungen.

Einige Präfixe, die oft verwechselt werden, sind *ab-* (weg von) und *ad-* (zu oder in Richtung). Kleine Merkhilfe: Denken Sie an einen *Ab*transport = Wegbringen im Gegensatz zur *Ad*dition (Hinzufügen) als Gedächtnisstütze, um die beiden voneinander zu unterscheiden.

Das Präfix *inter-* (zwischen) wird oft mit *intra-* (innerhalb) verwechselt. Denken Sie an *inter*national (zwischen Nationen) oder den *Inter*city-Express (zwischen Städten verkehrend) im Gegensatz zu *intra*venös (innerhalb der Vene) oder *intra*zellulär (innerhalb der Zelle), dann haben Sie kein Problem mit diesen beiden Begriffen.

Ein weiteres verwirrendes Beispiel sind die Präfixe *dis-* und *dys-*, die Ihnen häufig in medizinischen Begriffen begegnen werden. Während *dis-* eine Trennung oder Auflösung bedeutet (denken Sie an die *Dis*qualifikation, also den Ausschluss von einem Wettbewerb, oder *Dis*tanz, die räumliche Trennung), bezeichnet das Präfix *dys-* eine Funktionsstörung oder Krankheit wie in *Dys*funktion (gestörte Funktion) oder *Dys*pepsie (Verdauungsstörung).

Die Definition eines Präfixes ist immer dieselbe, unabhängig davon, mit welchem Wort es kombiniert wird.

Präfixe werden ohne Bindestrich an ein Stammwort angehängt, auch wenn dadurch ein Doppelvokal entsteht, wie in *perioperativ* oder *intrauterin*. Die einzige Ausnahme von dieser Regel ist, dass ein Bindestrich verwendet wird, wenn das Präfix an einen Eigennamen angehängt wird: *Non*-Hodgkin-Lymphom.

Definition des Wortstamms

Der Wortstamm beschreibt die Körperteile, die in dem medizinischen Begriff vorkommen. Wenn Sie sich also die Bedeutung eines Wortes nur schwer merken können, können Sie es zerlegen, indem Sie den Wortstamm identifizieren. So wissen Sie zumindest, auf welchen Körperteil sich das Wort bezieht, was Ihnen dabei helfen kann, die möglichen Präfixe und Suffixe einzugrenzen. Sehen Sie sich einige gängige Beispiele an:

- ✔ Arthro: Gelenk
- ✔ Colo/Kolo: Dickdarm

- Laryngo: Kehlkopf
- Myelo: Knochenmark
- Myo: Muskel
- Neuro: Nerv
- Osteo: Knochen

Medizinische Begriffe haben immer eine Endung, aber nicht immer eine Vorsilbe. Einige medizinische Begriffe bestehen aus einer Kombination von zwei oder mehr Wortstämmen, die mehrere Körperteile miteinander verbinden: Beispielsweise setzt sich »hepatospleno« aus »hepato« (Leber) und »spleno« (Milz) zusammen.

Identifizieren des Verbindungsvokals

Der Verbindungsvokal, in der Regel ein »o«, verbindet den Wortstamm mit einem Suffix. Beginnt ein Suffix mit einem Vokal, wird der Verbindungsvokal »o« nicht verwendet, da dies zu einem Doppelvokal führen würde.

Nehmen wir als Beispiel den Wortstamm *neur/o* (für »Nerv«, richtig?). Verbinden wir ihn mit dem Suffix *-itis*, das »Entzündung« bedeutet. Mit dem Verbindungsvokal »o« würde man Neur-o-itis erhalten, was nicht nur schwer auszusprechen ist, sondern auch einen Doppelvokal enthält. Daher wird das »Verbindungs-o« weggelassen, und die Entzündung eines Nervs wird zu *Neuritis*.

Das »o« ist der am häufigsten verwendete Verbindungsvokal. Ob Sie ihn nun verwenden, um Wortteile zu einem medizinischen Begriff für eine Krankheit wie Osteoporose (Knochenkrankheit, die häufig bei Frauen auftritt) oder eine Phobie wie Parthenophobie (Angst vor Jungfrauen) zu verbinden, »o« ist Ihre erste Wahl.

Definition des Suffixes

Wie Sie wissen, bezeichnet die Nachsilbe (Suffix) einen Vorgang, eine Krankheit, eine Störung, einen Zustand oder eine Behandlungsmethode, und darauf sollten Sie zuerst blicken. Das sehr häufig verwendete Suffix *-itis* bedeutet zum Beispiel »Entzündung«.

Nehmen Sie zum Beispiel die Mandeln (Tonsillen), dann erkennen Sie sofort, dass *Tonsillitis* eine Entzündung der Mandeln bedeutet. *Gastr/o* ist der Wortstamm für »Magen«, und entsprechend ist eine *Gastritis* eine Entzündung des Magens.

Die in der Medizin häufig verwendete Nachsilbe *-ektomie* bedeutet »chirurgische Entfernung oder Ausschneidung«. Wenn Sie *-ektomie* mit Tonsillen kombinieren, erhalten Sie *Tonsillektomie,* also die Entfernung der Mandeln. Was wäre dann *Gastrektomie*? Richtig: die chirurgische Entfernung des Magens (aber nicht Gastr-**o**-ektomie, denken Sie an die weiter vorn erwähnte Regel, dass hier das Bindungs-o wegfällt!).

Suffixe als »Adjektive« helfen dabei, das Stammwort zu beschreiben. Das Suffix *-loge* bezieht sich auf jemanden, der ein spezielles medizinisches Fachgebiet studiert oder praktiziert (Psycho*loge*, Radio*loge*). Das Suffix *-logie* bedeutet »das Studium von« (Psycho*logie*, Radio*logie*). Das gebräuchliche Suffix *-pathie* bedeutet »Krankheit« (etwa in Psycho*pathie*).

Nehmen Sie ein einfaches Stammwort wie *kardi/o,* das »Herz« bedeutet, und fügen Sie verschiedene Suffixe hinzu. Kardio*logie* ist die Lehre von den Herzkrankheiten. Der Kardio*loge* ist der Arzt, der die Kardiologie praktiziert, und Kardio*pathie* bedeutet eine Form von Herzkrankheit.

Noch ein Beispiel: das Stammwort *neur/o* (Nerv). Neuro*logie* ist die Lehre von den Nerven oder dem Nervensystem, und der Neuro*loge* ist der Arzt, der sich auf Neuro*logie* spezialisiert hat. Jede Erkrankung des Nervensystems oder der Nerven ist eine Neuro*pathie.*

Noch tiefer in die Suffixe eintauchen

Und noch mehr Nachsilben!

Zu den Suffixen, die sich auf Verfahren beziehen, gehört auch *-zentese,* was sich auf eine chirurgische Punktion bezieht, um Flüssigkeit zu diagnostischen Zwecken oder zur Entfernung von überschüssiger Flüssigkeit zu entnehmen. Eine Abdomino*zentese* ist eine chirurgische Punktion der Bauchhöhle.

Möchten Sie über die chirurgische Entfernung von etwas sprechen? Dann liegen Sie mit dem Suffix *-ektomie* (chirurgische Entfernung von) genau richtig. Ein weiterer Begriff, den jeder kennt und der auf *-ektomie* endet, ist die Append*ektomie,* die chirurgische Entfernung des Wurmfortsatzes (Appendix vermiformis).

Leider ist es aber nicht immer so einfach. Schauen Sie sich ein komplizierteres Wort an und zerlegen Sie es in seine Bestandteile. Wie wäre es mit dem Wort Salpingo-Oophorektomie? Das Suffix *-ektomie* weist auf die chirurgische Entfernung von etwas hin. Aber von was? »Salpingo« ist der Wortstamm, der sich auf den Eileiter bezieht, »oophoro« ist der Wortstamm für Eierstock. Salpingo-Oophor*ektomie* ist also die operative Entfernung eines Eileiters und eines Eierstocks. Die operative Entfernung nur eines Eierstocks wäre eine Oophor*ektomie*, die operative Entfernung nur eines Eileiters wäre eine Salping*ektomie*.

Denjenigen unter Ihnen, die ein scharfes Auge haben, ist vielleicht Folgendes aufgefallen: In »Salpingo-Oophorektomie« gibt es einen Bindestrich. Dieser dient in erster Linie der besseren Aussprache und vermeidet ein dreifaches »o« durch die Kombination der beiden Wortstämme. Das Wort kann auch als »Oophorosalpingektomie« geschrieben werden, was dasselbe bedeutet.

Ein weiteres Suffix im Zusammenhang mit Verfahren ist *-grafie*, was den Vorgang der Aufzeichnung eines Bildes oder einer Aufzeichnung bezeichnet. Radiografie ist der Vorgang der Aufzeichnung eines Bildes mittels Röntgenstrahlen oder einer Röntgenaufnahme. Die Suffixe *-gramm* und *-graf* werden verwendet, um das Endprodukt, die Aufzeichnung oder das Bild zu beschreiben. Eine Arterio*grafie* ist der Vorgang der Aufzeichnung eines Bildes von Arterien. Ein Arterio*gramm* ist das Bild, das durch die Arteriografie entsteht.

Die Endung *-stomie* bedeutet die chirurgische Erzeugung einer künstlichen Öffnung oder eines Stomas. Eine Kolo*stomie* ist die chirurgische Schaffung einer Öffnung zwischen dem Dickdarm und der Körperoberfläche. Der Wortstamm »kolo« (lateinisch »colo-«) bedeutet Dickdarm. Die Endung »-tomie« bedeutet »chirurgisches Einschneiden« oder »chirurgischer Schnitt«. Um also eine Tracheo*stomie* (die chirurgische Schaffung einer Öffnung in der Luftröhre) durchzuführen, muss zuerst eine Tracheo*tomie* (der chirurgische Schnitt in die Luftröhre) durchgeführt werden.

Achten Sie auf den Unterschied zwischen »stomie« und »tomie« – es gibt nur einen Buchstaben Unterschied, aber die Bedeutung ist eine ganz andere.

Ein Suffix mit ähnlicher Bedeutung ist *-plastik*. Dieses Suffix bedeutet »chirurgische Reparatur«. Als allgemeine Regel gilt: Wenn Sie »plastik« hören oder sehen, denken Sie an einen plastischen Chirurgen, da chirurgische Eingriffe mit der Endung *-plastik* in den meisten Fällen von plastischen Chirurgen durchgeführt werden. Ein Begriff, der mit dieser Endung in Verbindung steht, ist *Mammaplastik*.

Der Wortstamm *mamm/o, mamm/a* bezieht sich auf die Brust. Eine *Reduktionsmammaplastik* ist eine chirurgische Verkleinerung der Brust.

Ein weiteres häufig verwendetes Suffix in Bezug auf Eingriffe ist *-skopie*. Dabei handelt es sich um die visuelle Untersuchung des Inneren einer Körperhöhle oder eines Organs mithilfe eines Endoskops. Das Endoskop ist das Instrument, und *Endoskopie* ist die eigentliche visuelle Untersuchung, die mit dem Endoskop durchgeführt wird.

In der heutigen Medizin werden immer mehr diagnostische Verfahren mit endoskopischen Methoden durchgeführt. Endoskopische Operationen sind weniger invasiv. Es werden kleine Schnitte (auch Portale genannt) in die Haut gemacht, und das Laparoskop wird durch die Portale eingeführt. Dies ermöglicht die Visualisierung der zu entfernenden Gewebe durch diese sehr kleinen Schnitte – im Gegensatz zu einem vollständigen, muskelspaltenden Schnitt, um (in den meisten Fällen) die Bauchdecke vollständig zu öffnen.

Die Sterilisation von Frauen, Hysterektomien, Gallenblasenentfernungen und Blinddarmoperationen, um nur einige zu nennen, werden heute *laparoskopisch* durchgeführt. Der Krankenhausaufenthalt ist kürzer und die Genesungszeit verkürzt sich um bis zu einem Monat. Beispielsweise erfordert eine Gallenblasenentfernung durch einen routinemäßigen Schnitt im Oberbauch eine Genesungszeit von vier bis sechs Wochen; bei einer laparoskopischen Durchführung, bei der nur die Portale verheilen müssen, verkürzt sich die Zeit auf zwei Wochen.

Suffixe, die sich auf Zustände beziehen, werden immer wieder verwendet. Einige davon haben wir bereits behandelt, hier sind noch einige weitere: *-algie* bedeutet »Schmerz, Leiden«. Arthr*algie* bezeichnet Schmerzen in den Gelenken und My*algie* entsprechend Schmerzen in den Muskeln. Die Endung *-dynie* bedeutet ebenfalls »Schmerz«, wird aber eher bei lokalen Schmerzen verwendet. Eine Gastro*dynie* (*gastro* ist der Wortstamm für »Magen«) verursacht Schmerzen im Magen.

Sie wissen bereits, dass *-itis* »Entzündung« bedeutet. Sie können Gastr*itis*, Tonsill*itis* (Mandelentzündung), Laryng*itis* (Kehlkopfentzündung), Thyreoid*itis* (Schilddrüsenentzündung), Neur*itis* (Nervenentzündung), Zellul*itis* (eine Entzündung des Unterhautgewebes) oder Gastroenter*itis* (Darmentzündung) haben, also praktisch Entzündungen an jeder Stelle des Körpers, und eines haben sie gemein: Sie tun alle weh. (Das gilt übrigens auch für die »Shopping-itis«, obwohl die nicht zu den anerkannten Krankheiten zählt und zumindest körperlich nicht so schmerzt.)

Die Endung *-malazie* bedeutet »abnormale Erweichung« und wird meist im Zusammenhang mit Knochenerkrankungen (Osteo*malazie*) verwendet, aber nicht ausschließlich. Die Broncho*malazie* ist eine Erweichung oder Schwäche der Bronchialwand, die zu einem Kollaps der Atemwege und entsprechenden Atemproblemen führt.

Die Endung *-megalie* bedeutet »groß, vergrößert«. Es kann mit vielen Körperteilen oder Organen kombiniert werden. Kardio*megalie* bedeutet eine Vergrößerung des Herzens, Spleno*megalie* die Vergrößerung der Milz. Eine Hepato*megalie* ist eine Vergrößerung der Leber, und eine Thyro*megalie* ist eine Vergrößerung der Schilddrüse (auch »Kropf« genannt).

Die Endung *-ose* bedeutet »eine Krankheit oder ein abnormaler Zustand« und ist eine allgemeine Endung, die mit vielen Wortstämmen verbunden ist. Skoli*ose* ist eine Verkrümmung der Wirbelsäule. Divertikul*ose* bedeutet Ausstülpungen der Darmwand. Psych*ose* (Psyche ist der Wortstamm für »Geist«) umfasst viele Arten von psychischen Störungen.

Die Endung *-ose* bezeichnet nicht immer eine Krankheit – es kann sich hierbei auch um einen Zucker handeln! Denken Sie nur an Glukose, Fruktose oder andere Kohlenhydratverbindungen.

Addition einzelner Wortbedeutungen

Genau wie in einer Mathematikaufgabe können Sie die Teile eines Wortes addieren und erhalten eine zusammenhängende Antwort, eine vollständige Bedeutung. Hier ist ein Beispiel für den Anfang: Zerlegen Sie das Wort »Gastroenterologe« in Wortstämme und Suffixe:

Gastroenterologe = Gastro + entero + loge

Schauen Sie sich zuerst das Suffix an: *-loge* sagt, dass es sich um eine Person handelt, einen Arzt. Gehen Sie nun zurück zum Anfang. *Gastro* ist der Wortstamm für Magen« und *entero* ist der Wortstamm für Darm. Zusammengesetzt ist ein *Gastroenterologe* also ein Arzt, der Erkrankungen des Magens und des Darms untersucht und behandelt und eine medizinische Dienstleistung erbringt, die als *Gastroenterologie* bezeichnet wird.

Bei Wörtern, die aus zwei Wortstämmen zusammengesetzt sind, müssen beide Wortstämme recherchiert werden, um die wahre Bedeutung des Begriffs zu erfahren.

Begeben wir uns auf eine Reise durch den Körper, um einige nicht ganz so einfache Begriffe zu finden. Mithilfe der Regeln der Zerlegung sollten Sie einige Denksportaufgaben lösen können – versuchen Sie es erst einmal allein, bevor Sie die Erklärung dazu lesen!

- ✔ **Ana-tomie:** -tomie (»Vorgang des Schneidens«) + ana (»auseinander«) = Lehre von der Körperstruktur (um zu studieren, muss man etwas zerschneiden oder sezieren)
- ✔ **Arthro-ophthalmo-pathie:** -pathie (»Zustand oder Krankheit, Leiden«) + arthro (»Gelenk«) + ophthalmo (»Auge«) = Krankheit, die Gelenke und Augen betrifft
- ✔ **Auto-psie:** -opsie (»betrachten«) + auto (»selbst«) = Untersuchung des Körpers nach dem Tod
- ✔ **Bio-logie:** -logie (»die Lehre von«) + bio (»Leben«) = Lehre von den Lebewesen
- ✔ **Cerebro-malazie:** -malazie (»Erweichung«) + cerebro (»Gehirn«) = Erweichung des Gehirns
- ✔ **Cerebro-vascul-ar:** -ar (»zugehörig zu«) + cerebro (»Gehirn«) + vasculo (»Gefäß) = zum Gehirn und zu den Blutgefäßen gehörig
- ✔ **Choledocho-litho-tripsie:** -tripsie (»zertrümmern«) + choledocho (»Hauptgallengang«) + litho (»Stein«) = Zertrümmerung von Steinen im Ductus choledochus (Hauptgallengang)
- ✔ **Chondro-malazie:** -malazie (»Erweichung«) + chondro (»Knorpel«) = Erweichung des Knorpels
- ✔ **Chondr-om:** -om (»Geschwulst oder Tumor«) + chondro (»Knorpel«) = Knorpelgeschwulst
- ✔ **Costo-chondr-al:** -al (»zugehörig zu«) + costo (»Rippe«) + chondro (»Knorpel«) = zu den Rippen und dem Knorpel gehörig
- ✔ **Krani-otomie:** -otomie (»Einschneiden«) + kranio (»Schädel«) = chirurgische Öffnung des Schädels

- **Dermat-itis:** -itis (»Entzündung«) + dermato (»Haut«) = Entzündung der Haut

- **Dermato-plastik:** -plastik (»chirurgische Rekonstruktion«) + dermato (»Haut«) = chirurgische Rekonstruktion der Haut

- **Enzephalo-megalie:** -megalie (»Vergrößerung«) + encephalo (»Gehirn«) = Vergrößerung des Gehirns

- **Enzephalo-pathie:** -pathie (»Krankheit«) + encephalo (»Gehirn«) = Gehirnerkrankung

- **Glyk-ämie:** -ämie (»im Blut befindlich«) + glyko (»Zucker«) = Zuckergehalt des Blutes

  Durch Hinzufügen von Präfixen zu Glykämie erhält man:

  - Hyper-glyk-ämie: -hyper (»übermäßig«) = übermäßiger hoher Blutzucker

  - Hypo-glyk-ämie: -hypo (»unzureichend«) = zu niedrige Zuckermenge im Blut

- **Gynäko-mastie:** -mastie (»Brust«) + gynäko (»Frau/weiblich«) = übermäßige Entwicklung von männlichem Brustgewebe

- **Hämat-emesis:** -emesis (»Erbrechen«) + hämato (»Blut«) = Erbrechen von Blut

- **Hämo-lyse:** -lyse (»Zersetzung oder Zerstörung«) + hämo (»Blut«) = Zersetzung von Blut

- **Hemi-gastr-ektomie:** -ektomie (»chirurgische Entfernung von«) + hemi (»halb«) + gastro (»Magen«) = chirurgische Entfernung der Hälfte des Magens

- **Hyper-cholesterin-ämie:** -ämie (»im Blut befindlich«) + hyper (»übermäßig«) + cholesterin = übermäßige Menge an Cholesterin im Blut

- **Hyper-emesis:** -emesis (»Erbrechen«) + hyper (»übermäßig«) = übermäßiges Erbrechen

- ✔ **Hyper-hidr-ose:** -ose (»abnormaler Zustand«) + hyper (»übermäßig«) + hidro (»Schweiß«) = übermäßige Schweißabsonderung oder übermäßiges Schwitzen

- ✔ **Hystero-salpingo-gramm:** -gramm (»Aufzeichnung«) + hystero (»Gebärmutter«) + salpingo (»Eileiter«) = Röntgenaufnahme der Gebärmutter und der Eileiter

- ✔ **Inter-vertebral:** -vertebral (»die Wirbel oder einen Wirbel betreffend«) + inter (»zwischen«) = zwischen den Wirbeln oder einem Wirbel

- ✔ **Intra-kraniell:** -kraniell (»zum Schädel gehörend«) + intra (»innerhalb«) = zum Inneren des Schädels gehörend

- ✔ **Jejuno-ile-ostomie:** -ostomie (»künstliche chirurgische Öffnung«) + jejuno (»Jejunum«) + ileo (»Ileum«) = chirurgische Öffnung oder neue Verbindung zwischen Jejunum und Ileum

- ✔ **Labio-glosso-pharyng/eal:** -eal (»zugehörig zu«) + labio (»Lippen«) + glosso (»Zunge«) + pharyngo (»Rachen«) = zu den Lippen, der Zunge und dem Rachen gehörend

- ✔ **Laryngo-tracheo-bronch/itis:** -itis (»Entzündung«) + laryngo (»Kehlkopf«) + trachea (»Trachea«) + broncho (»Bronchus«) = Entzündung des Kehlkopfes, der Luftröhre und der Bronchien (Krupp-Erkrankung)

- ✔ **Leio-myo-sarkom:** -sarkom (»bösartiger Tumor«) + leio (»glatt«) + myo (»Muskel«) = Tumor der glatten Muskulatur

- ✔ **Leuko-penie:** -penie (»Mangel oder Defizit«) + leuko (»weiß/weiße Blutzellen«) = Mangel an weißen Blutzellen

- ✔ **Mikro-daktylie:** mikro (»klein«) + -daktylie (»Finger oder Zehen«) = kleine Finger und/oder Zehen

- ✔ **Nephro-pexie:** -pexie (»chirurgische Fixierung«) + nephro (»Niere«) = chirurgische Fixierung einer Niere

- ✔ **Neur-itis:** -itis (»Entzündung«) + neuro (»Nerv«) = Entzündung eines Nervs

- ✔ **Oligo-sperm-ie:** -ie (»Zustand«) + sperm (»Spermien«) + oligo (»zu wenig(e)«) = eine unterdurchschnittliche Konzentration oder Anzahl von Spermien in der Samenflüssigkeit

- ✔ **Ösophago-gastro-duodeno-skopie:** -skopie (»visuelle Untersuchung«) + ösophago (»Speiseröhre«) + gastro (»Magen«) + duodeno (»Duodenum«) = visuelle Untersuchung der Speiseröhre, des Magens und des Zwölffingerdarms

- ✔ **Osteo-arthro-pathie:** -pathie (Zustand oder Krankheit) + osteo (»Knochen«) + arthro (»Gelenk«) = Zustand oder Krankheit, die Knochen und Gelenke betrifft

- ✔ **Oto-rhino-laryngo-loge:** -loge (»Person, die studiert«) + oto (»Ohr«) + rhino (»Nase«) + laryngo (»Kehlkopf/Hals«) = Facharzt für Hals-Nasen-Ohren-Heilkunde

- ✔ **Para-nasal:** -nasal (»die Nase betreffend«) + para (»neben oder in der Nähe«) = neben oder in der Nähe der Nase

- ✔ **Peri-neur-itis:** -itis (»Entzündung«) + peri (»um«) + neuro (»Nerv«) = Entzündung um einen Nerv herum

- ✔ **Pneumo-koni-ose:** -ose (»Zustand«) + konio (»Staub«) + pneumo (»Lunge«) = durch Einatmen von Staubpartikeln verursachte Lungenerkrankung

- ✔ **Post-mortem:** -mortem (»Tod«) + post (»nach«) = nach dem Tod

- ✔ **Presby-akusis:** -akusis (»hören«) + presby (»Alter«) = altersbedingte Schwerhörigkeit

- ✔ **Presby-opie:** -opie (»sehen«) + presby («Alter«) = altersbedingte Sehschwäche

- ✔ **Respiro-meter:** -meter (»messen«) + respiro (»atmen«) = Instrument zur Messung des Ausmaßes von Atembewegungen

- ✔ **Rhabdo-myo-sarkom:** -om (»Tumor«) + rhabdo (»stabförmig«) + myo (»Muskel«) + sark (»Fleisch/Gewebe«) = bösartiger Weichteiltumor der quergestreiften Muskulatur (*RMS*)

- ✔ **Rhino-kyphose:** -kyphose (»buckliger Zustand«) + rhino (»Nase«) = buckliger Zustand der Nase

- **Sialo-litho-tomie:** -tomie (»chirurgischer Schnitt in«) + sialo (»Speicheldrüse«) + lith/o (»Stein oder Kalk«) = Schnitt in eine Speicheldrüse oder einen Speichelgang, um einen Stein zu entfernen

- **Somn-ambul-ismus:** -ismus (»Zustand«) + somn (»Schlaf«) + ambulo (»gehen«) = Zustand des Schlafwandelns

- **Thorako-myo-dynie:** -dynie (»Schmerz«) + thorako (»Brustkorb/Thorax«) + myo (»Muskel«) = Schmerzen in den Muskeln der Brustwand

- **Thrombo/phleb/itis:** -itis (»Entzündung«) + thrombo (»Gerinnsel«) + phlebo (»Vene«) = Entzündung einer Vene mit Gerinnselbildung

- **Torti-coll-is:** -is (»Zustand«) + torti (»verdreht«) + collum (»Hals«) = Zustand, bei dem der Hals zu einer Seite verdreht ist (Schiefhals)

IN DIESEM KAPITEL

Wissenschaftszweige, die Ihnen beim Studium des Körpers helfen

Bausteine des Körpers

Anatomische Regionen, Ebenen und Hohlräume

Kapitel 8
Ein Organigramm zum Leben: Der Aufbau des Körpers

Bevor wir uns mit den Details der Quelle all dieser großartigen medizinischen Begriffe – also Ihrem Körper – befassen, sollten Sie sich zunächst einen Überblick über Ihren Körper verschaffen. In diesem Kapitel wiederholen wir die Struktur und Organisation des Körpers. Von außen betrachtet scheint der Körper eine feste Einheit zu sein. Im Inneren fügen sich Körperregionen, Organe und Hohlräume nahtlos zusammen und bilden diese feste Struktur. Ihr Körper ist wirklich ein Wunderwerk – bestehend aus sich ergänzenden Systemen und Teilen. Na, dann gehen wir nun mal auf die Entdeckungsreise!

Das große Ganze im Blick

Sie können den menschlichen Körper aus verschiedenen Blickwinkeln betrachten, sowohl im wörtlichen als auch im übertragenen Sinne. Wir beginnen mit Letzterem: den verschiedenen Wissenschaften, die sich mit dem Körper befassen. Danach wenden wir uns den konkreten Methoden zu, mit denen man den Körper untersuchen kann.

Die Wissenschaftsbereiche, die sich mit der Erforschung des Körpers befassen, sind:

- **Anatomie** bedeutet »zerteilen« oder »auseinanderschneiden«. Diese Wissenschaft untersucht die Struktur des Körpers und die Beziehungen seiner Teile zueinander. Das »Zerschneiden« (*Dissektion*) ist die klassische Methode zur Erforschung des menschlichen Körpers.
- Die **Physiologie** untersucht die Stoffwechselaktivitäten mit all ihren Funktionen im Körper.

Alles beginnt mit einer Zelle

Die *Zelle* ist die kleinste Einheit des Lebens. Zellen, die ähnliche Funktionen erfüllen, verbinden sich zu *Geweben*. Gruppen verschiedener Gewebe bilden *Organe*. Gruppen von Organen, die zusammenarbeiten, um eine komplexe Funktion zu erfüllen, bilden ein *Organsystem*.

Jeder von uns besitzt Billionen von Zellen, die je nach Zweck oder Funktion in Größe und Form variieren. Spezialisierte Zellen sind für die Funktionen Wachstum, Sekretion, Ausscheidung, Ernährung und Fortpflanzung verantwortlich. Mechanische, chemische und neuronale Reize regulieren die Aktivität der Zellen.

Von der Zelle zu Geweben

In den Bausteinen der Körperstrukturen verbinden sich Zellen mit ähnlichen Eigenschaften und spezifischen Aufgaben zu Geweben. Der Körper besteht aus vier verschiedenen *Gewebearten*:

- **Bindegewebe** stützt und umhüllt Körperstrukturen. Es ist die am weitesten verbreitete Gewebeart im Körper; es hält Organe an ihrem Platz und verbindet Körperteile miteinander.
- **Epithelgewebe** kommt in der Haut und in der Auskleidung von Blutgefäßen vor; es bildet die äußere Hülle der äußeren und inneren Körperoberflächen (Haut und Schleimhäute) sowie die Auskleidung des Verdauungs-, Atmungs- und Harnsystems.

- **Muskelgewebe** sorgt für Bewegung. Die Hauptfunktion des Muskelgewebes ist die Kontraktion.

- **Nervengewebe** leitet Impulse zum und vom Gehirn weiter und besteht aus Nervenzellen, den *Neuronen*. Nervengewebe benötigt mehr Sauerstoff und Nährstoffe als jedes andere Körpergewebe.

Organe und Organsysteme

Wenn zwei oder mehr Gewebearten zusammenarbeiten, um eine bestimmte Funktion zu erfüllen, spricht man von einem *Organ*. Die Haut beispielsweise ist ein Organ, das aus Binde-, Nerven- und Epithelgewebe besteht. Obwohl Organe als Einheiten fungieren, arbeiten sie nicht allein. Mehrere Organe bilden zusammen ein *Organsystem* und erfüllen eine bestimmte Körperfunktion.

Zu den wichtigsten *Körpersystemen* gehören:

- Das **Herz-Kreislauf-System** umfasst das Herz und die Blutgefäße und transportiert das Blut durch den Körper.

- Das **Verdauungs-** oder **Magen-Darm-System** umfasst den Mund, die Speiseröhre, den Magen sowie den Dünn- und Dickdarm. Dieses System verdaut und absorbiert Nahrung und scheidet Abfallstoffe aus.

- Das **endokrine System** besteht aus einer Vielzahl von Drüsen, die Hormone produzieren und sezernieren, um die Körperfunktionen zu regulieren.

- Das **Lymphsystem** arbeitet eng mit dem Herz-Kreislauf-System zusammen, um den Körper vor krankheitserregenden Organismen zu schützen.

- Das **Muskel-Skelett-System** besteht aus Knochen, Muskeln, Sehnen und Bändern. Es bildet das Gerüst des Körpers, stützt die Organe und ermöglicht die Bewegung.

- Das **Fortpflanzungssystem**, also Gebärmutter, Eierstöcke, Hoden und Prostata, sorgt für die Fortpflanzung.

- Das **Atmungssystem** umfasst die Luftröhre, die Lunge und die Bronchien und sorgt für den Gasaustausch, nimmt Sauerstoff auf und stößt Kohlenstoffdioxid aus.
- Das **Sinnessystem**, bestehend aus Augen, Ohren, Nase und Mund, verarbeitet zusammen mit dem Nervensystem, das aus Gehirn und Rückenmark besteht, Reize und ermöglicht es dem Körper, zu handeln und zu reagieren.
- Das **Harnsystem** produziert und scheidet Urin aus.

Die Körperhöhlen

Der Körper ist nicht so kompakt aufgebaut, wie er von außen erscheinen mag, denn im Inneren liegen fünf *Körperhöhlen*. Jede Höhle enthält Organe, die voneinander getrennt angeordnet sind.

Zu den fünf Körperhöhlen gehören:

- **Bauchhöhle**: enthält den Magen, den Darm, die Leber, die Milz, die Gallenblase, die Bauchspeicheldrüse, die Harnleiter und die Nieren
- **Schädelhöhle**: die Höhle im Inneren des Schädels oder des Schädelbeins, enthält das Gehirn
- **Beckenhöhle**: enthält die Harnblase, die Harnröhre, einen Teil des Dickdarms sowie bei Frauen die Gebärmutter und die Scheide und bei Männern die Prostata
- **Spinalkanal**: enthält das Rückenmark und wird von den Wirbeln gebildet
- **Brusthöhle**: wird vom Thorax (Brustkorb) umschlossen und enthält die Speiseröhre, die Luftröhre, die Lunge, das Herz und die Aorta

Brust- und Bauchhöhle sind durch eine muskuläre Trennwand, das *Zwerchfell*, voneinander getrennt. Bauch- und Beckenhöhle sind nicht getrennt und werden häufig zusammen als *abdominopelvine Höhle* bezeichnet.

Tabelle 8.1 listet einige Wortstämme auf, die sich auf die Struktur und Organisation des Körpers beziehen.

Stamm	Bedeutung	Beispiel	Bedeutung
cyt/o, zyt/o	Zelle	Zytologie	Untersuchung von Zellen
epitheli/o	oberste Zellschicht	Epitheliom	Tumor der Haut
fibr/o	faserreich	Fibrose	krankhafte Vermehrung von Bindegewebsfasern
hist/o	Gewebe	Histologe	Arzt, der Gewebe untersucht
lip/o	Fett	Liposuktion	Entfernung von Fettzellen durch Absaugen
myo	Muskel	Myositis	Entzündung eines Muskels
neur/o	Nerv	Neuropathie	Erkrankung der Nerven
organ/o	Organ	Organomegalie	Vergrößerung eines Organs
viscer/o, viszer/o	innere Organe	Viszeralfett	Fett, das die inneren Organe umkleidet

Tabelle 8.1: Wortstämme von Strukturen im Körper

Tabelle 8.2 listet einige Suffixe auf, die sich auf die Struktur und Organisation des Körpers beziehen.

Suffix	Bedeutung	Beispiel	Bedeutung
-cyt, -zyt	Zelle	Erythrozyt	rote Blutzelle
-gen	erzeugend	karzinogen	besitzt krebserregende Eigenschaften
-ologe	jemand, der sich mit etwas befasst/etwas praktiziert	Zytologe	Arzt, der Zellen erforscht
-om	Tumor oder Schwellung	Myom	Tumor im Muskelgewebe
-ose	anormale Beschaffenheit	Zytose	Zellveränderung
-pathie	Krankheit	Neuropathie	Erkrankung der Nerven
-plasma	Wachstum oder Bildung	Neoplasma	neue Wucherung
-sarcom, -sarkom	bösartiger Tumor	Myosarkom	bösartiger Muskeltumor

Tabelle 8.2: Suffixe für Strukturen im Körper

Anatomische Ebenen und Richtungsbezeichnungen

Eine *anatomische Ebene* ist eine imaginäre Fläche, die eine Unterteilung des Körpers in Bereiche ermöglicht, um eine bestimmte Stelle zu lokalisieren. Stellen Sie sich vor, Sie zerschneiden den Körper in der Mitte von oben nach unten, von rechts nach links und schließlich von vorne nach hinten, dann liegen Sie genau richtig. Die anatomischen Ebenen des Körpers werden unter anderem in der Radiologie verwendet, wenn eine bestimmte Körperposition oder -richtung erforderlich ist.

- ✔ Die **Frontalebene** oder *koronale Ebene* ist eine vertikale Ebene, die den Körper in einen vorderen (frontalen) und einen hinteren (posterioren) Teil unterteilt.
- ✔ Die **Mittelsagittalebene** (auch als *Medianebene* bezeichnet) ist eine vertikale Ebene, die den Körper gleichmäßig in eine rechte und eine linke Seite teilt. Sie verläuft durch die Mittellinie des Körpers, die etwa auf der Höhe des Bauchnabels verläuft.
- ✔ Die **Sagittalebene** (*Längsebene*) ist eine vertikale Ebene, die den Körper in eine rechte und eine linke Seite teilt, die jedoch nicht unbedingt gleich groß sein müssen. Sie verläuft parallel zur Mittelsagittalebene.
- ✔ Die **Transversalebene** (*Querschnittsebene*) verläuft horizontal, also parallel zum Boden, durch die Taille und teilt den Körper in eine obere und eine untere Hälfte.

Kommen wir zu den *Richtungsbezeichnungen*! Wenn man sich auf die Vorderseite des Körpers bezieht, werden die Begriffe *anterior* (vorne, nach vorne) und *ventral* (zum Bauch hin) verwendet. Wenn man sich auf die Rückseite des Körpers bezieht, heißt es *posterior* (hinten, nach hinten) und *dorsal* (zum Rücken hin).

Ausgehend von der Taille in anatomischer Position wird der Bereich oberhalb der Taille als *kranial* (kopfseitig oder »nach oben«) oder *superior* (oberhalb) bezeichnet. Der Bereich unterhalb der Taille wird als kaudal (schwanzseitig oder »nach unten«) oder *inferior* (unterhalb) bezeichnet. Superior und inferior werden auch verwendet, um Körperteile im Verhältnis zueinander allgemein zu beschreiben.

Die Seiten des Körpers werden als *lateral* bezeichnet, die Mitte als *medial*. Der Begriff *distal* bezieht sich auf »vom Ursprungspunkt entfernt« (denken Sie an Distanz). *Proximal* bezieht sich auf »dem Ursprungspunkt am nächsten« (unmittelbare Nähe).

Richtungsbezeichnungen können auch kombiniert werden. *Ipsilateral* (von lateinisch »ipse« = selbst, derselbe und »latus« = die Seite) bezieht sich auf eine Seite, während sich *mediolateral* auf die Mitte und eine Seite bezieht (zum Beispiel *rechts-mediolateraler* Schmerz). Dieser Begriff wird häufig in medizinischen Untersuchungen und bei chirurgischen Eingriffen verwendet. Dazu ein Beispiel: Ein rechts-mediolateraler Bauchschnitt wäre ein Schnitt, der in der Mitte des Bauches beginnt und zur rechten Seite verläuft. Ein ähnlicher Begriff ist *lateromedial*. Ein lateromedialer Schnitt ist prinzipiell das Gleiche wie ein mediolateraler Schnitt mit einer anderen Schnittführung: Dieser Schnitt beginnt an der Seite und verläuft zur Mitte.

Tabelle 8.3 zeigt Ihnen einige Wortstämme, die sich auf Richtungsangaben beziehen.

Wortstamm	Bedeutung
anter/o	vorderseitig, nach vorn
caud/o, kaud/o	zum Schwanz hin, nach unten
cephal/o, kephal/o	zum Kopf hin, nach oben
dist/o	entfernt von dem Ausgangspunkt
dors/o	zum Rücken hin, rückenseitig
infer/o	unten gelegen, unterhalb
later/o	zur Seite hin, seitlich
medi/o	mittig, zur Mitte hin
poster/o	rückseitig, hinten gelegen
proxim/o	in der Nähe des Ausgangspunkts
super/o	oben gelegen, oberhalb
ventr/o	zum Bauch hin, bauchwärts

Tabelle 8.3: Richtungsbezeichnungen und ihre Wortstämme

Region	Wo sie sich befindet
aurikulär	um die Ohren herum
axillär	Achselhöhlen (Armbeugen)
bukkal	Wangen des Gesichts
infraorbital	unterhalb der Augenhöhle

Region	Wo sie sich befindet
infraskapulär	auf jeder Seite der Brust, bis zur letzten Rippe, unterhalb der Schulterblätter (Scapulae)
interskapulär	auf dem Rücken, zwischen der Wirbelsäule und den Schulterblättern
karpal	Handgelenk
klavikulär	Bereich entlang des Schlüsselbeins (Clavicula), zwischen Hals und Schulter
lumbal	unterhalb des infraskapulären Bereichs
mammär	Bereich rund um die Brustdrüsen
mental	Bereich, in dem das Kinn liegt
nasal	Bereich, in dem die Nase liegt
okzipital	unterer hinterer Kopf
orbital	um die Augen herum
pektoral	Bereich des vorderen Rumpfes
popliteal	Kniekehle, also die Rückseite des Knies
pubisch	unterhalb des Bauchnabels, oberhalb der Genitalregion, meist behaart
sakral	Bereich über dem Kreuzbein
sternal	Bereich vor dem Brustbein (Sternum)
submental	Bereich unterhalb des Kinns
supraklavikulär	Grube oberhalb der Schlüsselbeine
zervikal	Hals

Tabelle 8.4: Kleine, aber wichtige Körperregionen

Die Abbildungen 8.1 bis 8.3 veranschaulichen die anatomischen Positionen und Regionen, Ebenen und Hohlräume des Körpers noch einmal etwas genauer.

Vergessen Sie nicht, dass alle diese Begriffe nur der Orientierung dienen und Ihnen eine Art Wegweiser durch den Körper bieten. Bei einer medizinischen Untersuchung werden Sie häufig Begriffe zu Richtungsangaben oder Körperregionen hören – daher lohnt es sich, die Begriffe zu lernen!

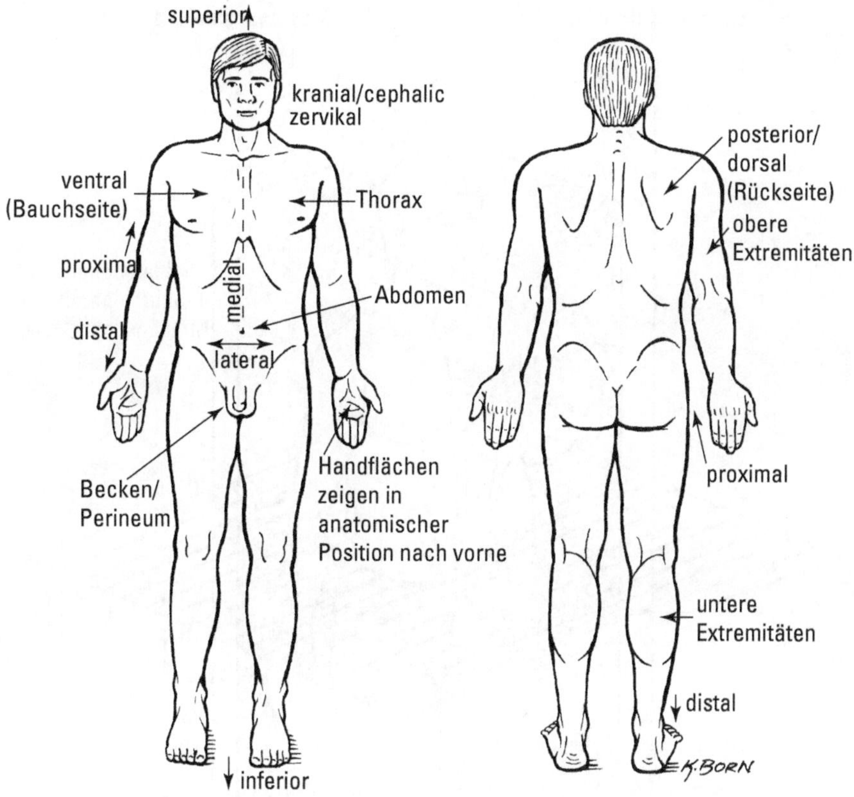

Abbildung 8.1: Anatomische Grundpositionen und Regionen des Körpers (Illustration von Kathryn Born)

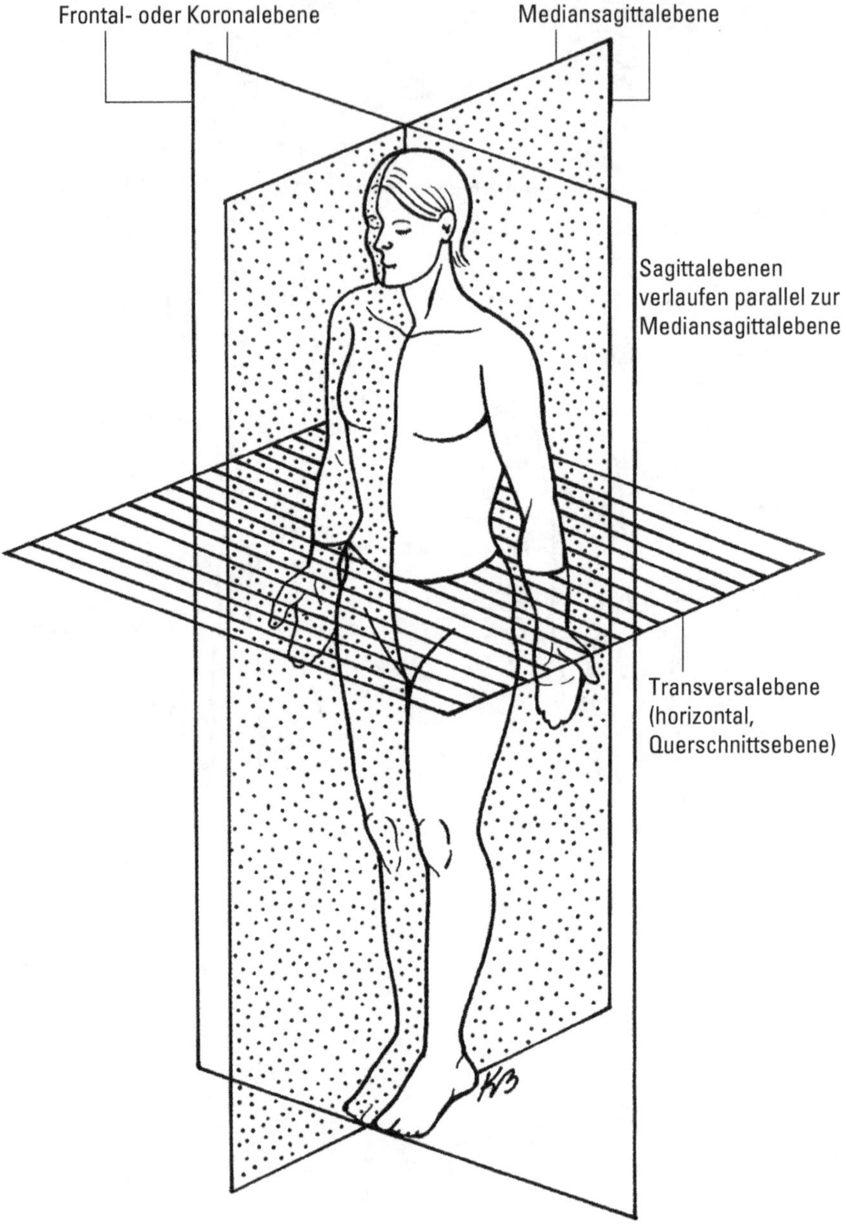

Abbildung 8.2: Ebenen des Körpers (Illustration von Kathryn Born)

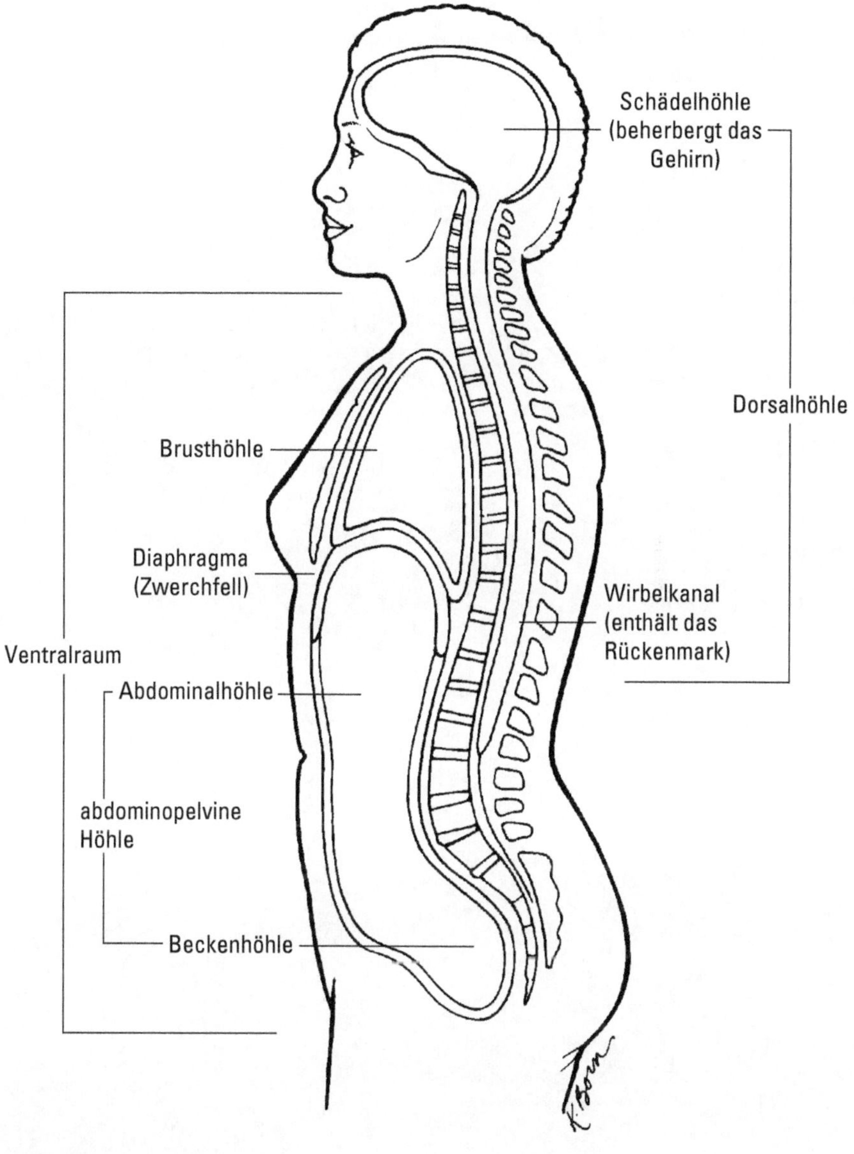

Abbildung 8.3: Die Körperhöhlen (Illustration von Kathryn Born)

Teil III
Die Anatomie im Fokus

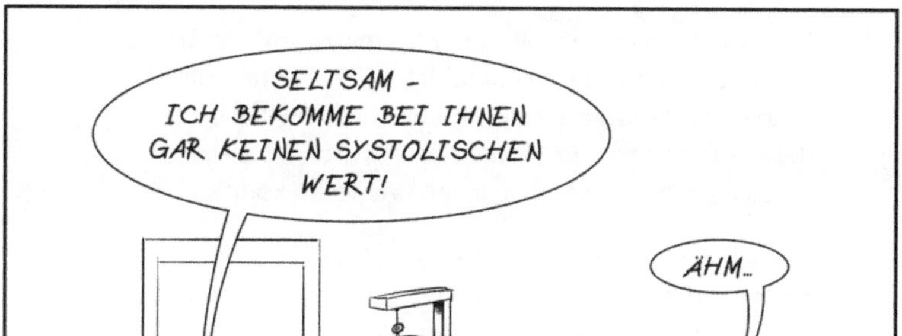

IN DIESEM TEIL ...

- Lernen Sie alles, was es über Ihr Skelettsystem in Kürze zu wissen gibt. Was können Knochen, und wie sind sie aufgebaut?
- Beschäftigen wir uns mit dem Muskelsystem, das Sie zu Bewegungen aller Art befähigt, seien es nun aufregende Sportarten oder die simple Tatsache, dass Ihr Herz pumpt, das Verdauungssystem arbeitet und Sie bei all dem noch aufrecht sitzen und lesen können
- Was wären Knochen und Muskeln ohne Ihr Integumentsystem, die Schutzhülle um den ganzen Körper? Aber das Integumentsystem hat noch mehr parat: Drüsen, Anhangsorgane wie Fingernägel und Haare und jede Menge Rezeptoren, mit denen Sie Ihre Umwelt erspüren können
- Und das bringt uns zum letzten Punkt in diesem Teil – Ihr sensorisches System, mit dem Sie sehen, hören, riechen und schmecken können

IN DIESEM KAPITEL

Aufbau und Funktion

Wortstämme für das Skelettsystem

Häufige Beschwerden, Erkrankungen und Diagnosen verstehen

Kapitel 9
Das Skelettsystem

Das *Skelettsystem* zählt definitiv zur »Infrastruktur« Ihres Körpers, denn es arbeitet zusammen mit den Gelenken und Muskeln, um Ihrem Körper die Unterstützung zu geben, die er für seine Funktion benötigt. Das knöcherne Skelett, das aus 206 (oder mehr, das wird weiter hinten erklärt) Knochen besteht, bildet das Gelenkgerüst des Körpers und gibt ihm seine Form. Dieses Gerüst schützt lebenswichtige Organe vor äußeren Verletzungen und bietet Ansatzpunkte für Muskeln, Bänder und Sehnen, um Körperbewegungen zu ermöglichen. Aber das ist noch längst nicht alles, wie Sie in diesem Kapitel lesen können!

Wie das Skelettsystem funktioniert

Obwohl Knochen, Muskeln, Gelenke, Bänder und Sehnen zusammenarbeiten, haben alle eine spezielle Aufgabe. Knochen bilden das Gerüst für Ihren Körper, aber Bänder und Sehnen dienen als Befestigungspunkte für Muskeln, damit diese sich zusammenziehen und entspannen können.

Knochen speichern Mineralsalze, und der innere Kern eines Knochens besteht aus *hämatopoetischem* (blutbildendem) roten Knochenmark. Andere Bereiche des Knochens dienen als Speicher für Mineralien, die für das Wachstum notwendig sind, wie Kalzium und Phosphor. Und Sie dachten, Knochen würden Ihrem Körper nur seine Form geben und hätten sonst nichts zu tun? Mitnichten …

Der grobe Aufbau des menschlichen Skeletts ist in Abbildung 9.1 gezeigt.

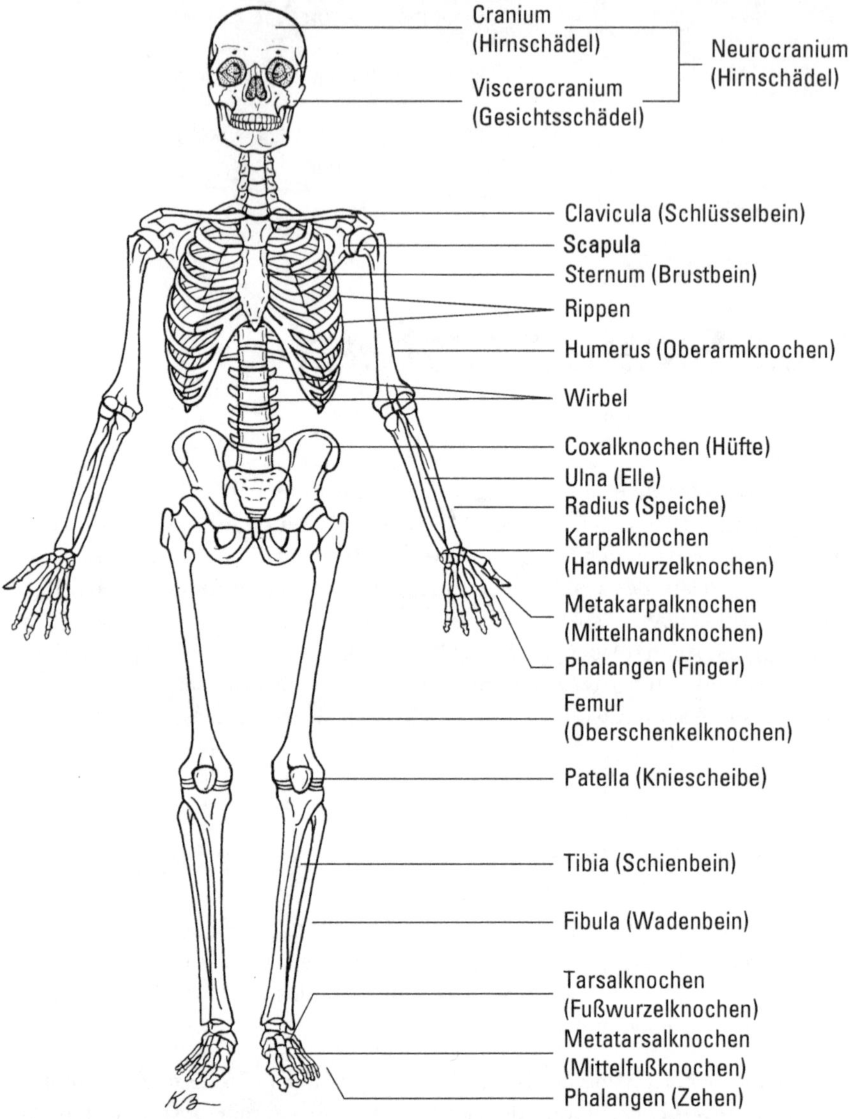

Abbildung 9.1: Vorderansicht des Skeletts mit Brustkorb, Schlüsselbeinen, oberen und unteren Gliedmaßen und Becken (Illustration von Kathryn Born)

Das rote *Knochenmark* ist rot, weil hier rote Blutzellen (Erythrozyten) gebildet werden. Bei Erwachsenen wird das rote Knochenmark sukzessive durch gelbes Knochenmark ersetzt, das Fett speichert. Knochen sind Organe, die hauptsächlich aus Bindegewebe (genauer gesagt, dem *Knochengewebe*) sowie einer reichhaltigen Versorgung mit Blutgefäßen und Nerven bestehen.

Wortstämme und Kombinationsformen für das Skelett

Die Wortstämme sind wie immer ein wesentlicher Bestandteil der medizinischen Terminologie, denn sobald Sie diese Wortstämme (also die guten alten griechischen und lateinischen) beherrschen, können Sie für jedes Wort aus dem Bereich des Skelettsystems Stück für Stück die Bedeutung herausfinden.

Wortstamm	Bedeutung
kyph/o	bucklig, gekrümmt (Kyphose ist eine posteriore Krümmung der Brustwirbelsäule)
lamin/o	Lamina (Teil des Wirbelbogens)
lord/o	Krümmung oder Hohlkreuz (Lordose: Vorwölbung der Lendenwirbelsäule)
lumb/o	die Lendenwirbelsäule betreffend (L1 bis L5)
myel/o	das Knochenmark oder das Rückenmark betreffend (Myelitis: Rückenmarksentzündung)
oste/o	den Knochen betreffend
orth/o	gerade, aufrecht
scoli/o	krumm, gebogen (Skoliose: seitliche Verkrümmung der Wirbelsäule)
spondyl/o	Wirbel (bezieht sich auf den Zustand der Struktur) Spondylose ist eine degenerative Veränderung der Wirbelkörper
vertebr/o	zu einem Wirbel gehörend

Tabelle 9.1: Wichtige Wortstämme des Skelettsystems

Tabelle 9.2 listet die mit Knochen verwendeten Kombinationsformen auf.

Kombinationsbegriff	Beispiel	Bedeutung
acetabul/o	Acetabulum	Hüftgelenkspfanne
brachi/o	Brachialanatomie	die Strukturen im Oberarm betreffend
calcane/o	Calcaneus	Fersenbein
carp/o	Ossa carpi	Handwurzelknochen
clavic/o, clavicul/o	Clavicula (Klavikula)	Schlüsselbein
coccyg/o	Coccygodynie	Schmerzen im und um das Steißbein
cost/o	Costae verae	echte Rippen
crani/o	Cranium (Kranium)	Schädel
femor/o	Os femoris	Oberschenkelknochen
fibul/o	Fibula	Wadenbein
humer/o	Os humeri	Oberarmknochen
ili/o	Os ilium	Darmbein
ischi/o	Ischium	Sitzbein
lumb/o	lumbale Wirbelsäule	Lendenwirbelsäule
malleol/o	Knöchelbeinfortsatz	medial/lateral am Sprunggelenk
mandibul/o	Unterkiefer	Unterkiefer
maxill/o	Oberkiefer	Oberkiefer
metacarp/o	Metacarpalknochen	Mittelhandknochen
metatars/o	Metatarsalknochen	Mittelfußknochen
olecran/o	Olecranon (Olekranon)	Ellbogen
patell/o	Patella	Kniescheibe
phalang/o	Phalanx, Phalangen	Knochen der Finger und Zehen
pub/o	Os pubis	Schambein, Teil des Beckenknochens
radi/o	Radiusfraktur	Bruch des Unterarmknochens (Speiche)
sacr/o, sakr/o	Os sacrum	Sakralbereich der Wirbelsäule
scapul/o, skapul/o	Schulterblatt	Schulterblatt
stern/o	Brustbein	Brustbein
tars/o	Tarsus	Fuß, Fußwurzel
tibi/o	Tibia (Schienbein)	Unterschenkelknochen
uln/o	Ulna (Elle)	Unterarmknochen

Tabelle 9.2: Knochen und Wortkombinationen

Kombinationsbegriff	Bedeutung
arthr/o	Gelenk
articul/o	Gelenk
burs/o	Bursa (Schleimbeutel)
chondr/o	Knorpel
disk/o	Bandscheibe
fibros/o	faserreich, aus Bindegewebe bestehend
menisc/o	Meniskus
synovi/o	Synovialmembran, Gelenkinnenhaut
tend/o	Sehne

Tabelle 9.3: Wortkombinationen in Verbindung mit Gelenken

Noch mehr anatomische Begriffe …

Nein, der Aufbau des Skelettsystems ist nun wirklich nicht einfach, weil es einfach zu viele wichtige Strukturen gibt, die auch noch Beachtung verdienen. Alle können wir an dieser Stelle nicht nennen, sonst würde es den Rahmen dieses Buches sprengen (sonst hätten wir ja gleich ein Wörterbuch geschrieben), aber ein paar Begriffe liegen uns schon noch am Herzen. Eine kleine Auswahl weiterer Begriffe finden Sie in Tabelle 9.4.

Begriff	Bedeutung
Ankylose	Steifheit eines Gelenks
Arthralgie	Schmerzen im Gelenk
Artikulation	Gelenk
Bänder	Bindegewebe, das Knochen miteinander verbindet
Bradykinese	verlangsamte Bewegungen
Bursa	flüssigkeitsgefüllter Sack an einem oder um ein Gelenk
Chiropraktik	Therapiesystem, das aus der Manipulation der Knochen und Gelenke des gesamten Körpers besteht
Chondromalazie	Erweichung des Knorpels
Diaphyse	Schaft oder mittlerer Teil eines langen Knochens
Dyskinesie	Bewegungsstörung
Dystrophie	anormale Entwicklung
Enthese	Befestigungsstelle, an der eine Sehne, ein Band oder eine Gelenkkapsel am Knochen ansetzt
Epiphyse	die beiden Enden eines langen Knochens
Fissur	schmale, schlitzartige Öffnung zwischen Knochen
Fontanellen	noch unvollständig geschlossene Schädelnähte bei Säuglingen
Fossa	Vertiefung oder Höhle in einem Knochen

Begriff	Bedeutung
gelbes Knochenmark	das Fettgewebe, das in den Diaphysen der langen Knochen zu finden ist
Hämatopoese	Entstehung von Blutzellen im Knochenmark
Hyperkinesie	übermäßige Bewegung oder Überaktivität
interkostal	zwischen den Rippen gelegen
intrakranial	innerhalb des Schädels gelegen
Kompakta	harter, dichter Anteil des Knochengewebes (zum Beispiel im Oberschenkelknochen)
Kondylus	Knöchelförmiger Fortsatz am Ende eines Knochens in der Nähe eines Gelenks
Kyphose	anormale Wölbung der Brustwirbelsäule, Buckel
Mastoid	runder Vorsprung am Schläfenbein hinter dem Ohr
Orthopädie	Teilgebiet der Medizin, das sich mit Erkrankungen und Fehlbildungen des Stütz- und Bewegungsapparates befasst
Orthopäde	Facharzt für Orthopädie
Orthese	Hilfsmittel zur Stabilisierung wie Einlagen, die zur Stützung, Ausrichtung oder Korrektur von Fehlstellungen dienen; Entlastung oder Korrektur von Gliedmaßen oder der Wirbelsäule wie Schienen, Bandagen oder Einlagen
Ossifikation	Verknöcherung, Bildung von Knochengewebe aus Knorpelgewebe
Osteoblast	Knochen aufbauende Zelle, die zur Bildung von Knochengewebe beiträgt
Osteoklast	Knochen abbauende Zelle, die unerwünschtes Knochengewebe absorbiert und entfernt
Osteopath	Fachperson für manuelle Therapie (Osteopathie)
Osteopathie	manuelle Therapiemethode, die das Zusammenspiel von Bewegungsapparat, Organen und Nervensystem berücksichtigt
Osteosarkom	bösartiger Tumor des Knochens
Prothese	künstlicher Ersatz für ein fehlendes Körperteil, zum Beispiel ein künstliches Bein, Auge, Gelenk oder eine Herzklappe
rotes Knochenmark	befindet sich im spongiösen Knochen, dem Ort der Blutbildung
Sehne	Bindegewebe, das Muskeln mit Knochen verbindet
Skoliose	anormale seitliche Verkrümmung der Wirbelsäule
Spongiosa	schwammiges, poröses Knochengewebe
subkostal	unterhalb der Rippen gelegen
Tendinitis	Sehnenentzündung
Tenodynie	Schmerzen in einer Sehne
Trabekel	feine Knochenbälkchen im spongiösen Knochengewebe
Trochanter	großer Fortsatz hinter dem Oberschenkelhals
Tuberkel	abgerundeter kleiner Fortsatz an einem Knochen
Tuberositas	großer, abgerundeter Fortsatz an einem Knochen

Tabelle 9.4: Weitere gebräuchliche Begriffe zum Skelettsystem

Häufige Skeletterkrankungen

Das Skelett ist unsere tragende Säule, kein Wunder also, dass sich jede Art von Unfall schnell auf das gesamte System auswirkt. Und Verletzungsmöglichkeiten gibt es zuhauf, gerade bei körperlich aktiven Menschen. Jedes Jahr verletzen sich etwa 1,25 Millionen Bundesbürger bei Sportunfällen, und sehr viele dieser Unfälle betreffen das Skelettsystem.

Generell gilt Fußball als die Sportart mit dem größten Verletzungsrisiko für das Skelettsystem, gefolgt vom Skilaufen, das mit Knochenbrüchen oder Verstauchungen auch sehr weit oben auf dieser »Hitliste« steht.

Aber es gibt ja noch viele weitere Erkrankungen der Knochen, die gesundheitliche Probleme bereiten können, und viele davon kennen Sie wahrscheinlich aus eigener Erfahrung.

- Ein **Ballenzeh** (Hallux valgus) ist eine Fehlstellung des Fußes, bei der sich der große Zeh in Richtung der kleinen Zehen neigt und eine knöcherne Vorwölbung am ersten Mittelfußknochen entsteht, die aufgrund von Druckstellen stark schmerzen kann. Besonders Frauen sind von dieser Erkrankung betroffen.

- Eine **Bursitis** ist eine Entzündung eines Schleimbeutels. Schleimbeutel wirken wie kleine Polster, die Reibung zwischen Knochen, Sehnen und Muskeln reduzieren. Ein typisches Beispiel ist die Bursitis olecrani (»Studentenellenbogen«). Dabei entzündet sich der Schleimbeutel direkt über dem Ellenbogen – häufig durch längeres Abstützen, Stöße oder wiederholte Belastung. Der Ellenbogen ist dann geschwollen, druckempfindlich und manchmal gerötet. Auch Bewegungen können schmerzhaft sein.

- Eine **Distorsion** oder **Verstauchung** , die vermutlich jeder von Sportverletzungen kennt, beruht auf der Überdehnung von Muskeln und Bändern einer Gelenkkapsel, die mit Schmerzen oder Schwellungen einhergeht und bis zu Bänderrissen reichen kann.

- Eine **Luxation** (Ausrenkung) ist die Verschiebung eines Knochens aus seiner normalen Gelenkverbindung. Luxationen können »reponiert« oder in ihren normalen Zustand zurückversetzt werden, wobei das Gelenk zur Heilung gerissener Bänder und Sehnen in der Regel mit einer Schlinge oder einem Verband ruhiggestellt wird.

Diese Verletzungen können sehr schmerzhaft sein, aber noch mehr schmerzt die Vorwölbung (*Protrusion*) einer Bandscheibe (*Diskusprotrusion*), bei der der Gallertkern der Bandscheibe über die angrenzenden Wirbelkörper in den Nervenkanal drückt. Dieses äußerst unangenehme Phänomen kennen Sie unter der langläufigen Bezeichnung *Bandscheibenvorfall*. Bei einem echten Bandscheibenvorfall (*Prolaps*) tritt allerdings das Material des Gallertkerns aus, während bei einer Protrusion der Faserring noch intakt bleibt.

Auch die Knochen können aufgrund von Deformitäten und Wucherungen Erkrankungen aufweisen. *Talipes equinovarus*, auch als *Klumpfuß* bekannt, ist eine angeborene Deformität der Fußknochen. Die Knochen sind verdreht oder verschoben. *Exostosen* sind knöcherne Wucherungen (gutartige Tumore) an der Oberfläche eines Knochens.

Und vergessen Sie nicht Ihren alten Freund, die *Arthritis*, eine Entzündung der Gelenke. Apropos alt: Diese Erkrankung ist nicht auf Senioren beschränkt. Arthritis kennt kein Alter und tritt in verschiedenen Formen auf:

- ✔ **Arthrose**, auch *Osteoarthritis* genannt, ist eine degenerative Gelenkerkrankung von Veränderungen des Knorpels, die mit einer Überbeanspruchung zusammenhängen. Sie tritt hauptsächlich in den Hüften und Beinen auf. Eine medikamentöse Therapie lindert die Entzündung und die Schmerzen, und Physiotherapie lockert die beeinträchtigten Gelenke.

- ✔ **Gicht** (*Arthritis urica*) ist eine Entzündung der Gelenke, die durch einen Überschuss an Harnsäure im Körper verursacht wird. Ein erblicher Stoffwechseldefekt führt zu einer übermäßigen Ansammlung von Harnsäure im Blut, in den Gelenken und in den Weichteilen in der Nähe der Gelenke. Gicht tritt häufig in der großen Zehe auf.

- ✔ **Psoriasis-Arthritis** ist eine chronische Erkrankung, die durch Entzündungen der Haut (*Psoriasis*, die Schuppenflechte) und der Gelenke (Arthritis) gekennzeichnet ist. Fleckige rote und weiße Bereiche betreffen die Ellenbogen, Knie und die Kopfhaut.

- ✔ **Rheumatoide Arthritis** ist eine chronische Autoimmunerkrankung, bei der Gelenke entzündet sind und schmerzen. Bei rheumatoider Arthritis sind in der Regel zuerst die kleinen Gelenke der Hände und Füße betroffen, später auch die größeren Gelenke.

- ✔ **Spondylitis ankylosans** (*Morbus Bechterew*) ist eine chronische Arthritis mit Versteifung der Gelenke, insbesondere der Wirbelsäule. Diese Erkrankung kann mit Kortikosteroiden und entzündungshemmenden Therapien behandelt werden.

Was ist denn nun kaputt, Herr Doktor?

Glauben Sie nicht, dass jeder *Knochenbruch* gleich ist; Sie würden sich wundern, wie kompliziert ein Bruch sein kann! Hier eine Auswahl aus unserem »Bruchmenü«:

- ✔ **Geschlossene Fraktur**: Der Knochen ist gebrochen, ohne dass die Haut verletzt ist.
- ✔ **Trümmerfraktur**: Der Knochen ist zersplittert, zertrümmert oder vollständig abgetrennt.
- ✔ **Kompressionsfraktur**: Der Knochen wird in sich selbst eingedrückt; diese Art der Fraktur tritt häufig an den Wirbeln auf.
- ✔ **Grünholzfraktur**: Der Knochen ist teilweise gebogen und teilweise gebrochen (so ähnlich wie ein grüner Ast, der bricht), tritt häufig bei Kindern auf.
- ✔ **Impaktionsfraktur**: Der Knochen ist gebrochen, wobei ein Ende in das andere eingeklemmt ist.
- ✔ **Offene Fraktur**: gebrochener Knochen mit einer offenen Hautwunde

Die Behandlung von Frakturen umfasst die *Reposition*, also die Wiederherstellung der normalen Position der Fraktur. Es gibt zwei Arten der Reposition:

- ✔ Bei der *geschlossenen Reposition* wird der Bruch ohne Schnitt manipuliert.
- ✔ Bei der *offenen Reposition* wird ein Schnitt in die Haut vorgenommen, um Zugang zur Frakturstelle zu erhalten, und anschließend die normale Position wiederhergestellt.

Sobald der gebrochene Knochen fixiert ist, wird während der Heilung ein Glasfaser- oder Gipsverband, also eine feste Form des Körperteils, an der verletzten Stelle angelegt.

Skeletterkrankungen und Pathologie

Einige Erkrankungen des Skelettsystems sind komplizierter und gelten als pathologisch, das heißt, sie sind die Folge oder ein Anzeichen einer systemweiten Erkrankung. Einige davon sind Ihnen vielleicht bekannt, darunter *Osteoporose*, eine Abnahme der Knochendichte aufgrund von Kalziumverlust, die mit vermehrten Knochenbrüchen bei Betroffenen einhergeht. Osteoporose kann als Teil des Alterungsprozesses oder aufgrund einer Kortikosteroidtherapie auftreten, aber sie kann diagnostiziert und behandelt werden.

Zwei weitere Erkrankungen mit dem Wortstamm »osteo-« sind *Osteomyelitis* und das osteogene Sarkom. Bei ersterer handelt es sich um eine Entzündung des Knochens und des Knochenmarks aufgrund einer Infektion. Bakterien gelangen über eine Wunde in den Körper, breiten sich von einer Infektion in der Nähe des Knochens aus oder entstehen durch eine Haut- oder Halsinfektion. Die Infektion tritt vor allem in den langen Knochen der Arme und Beine auf, was zu einem Abszess führen kann. Wenn der Knochen abstirbt, kann sich ein *Sequester* bilden, ein Bereich, in dem der Knochen abgestorben ist. Das osteogene Sarkom oder *Osteosarkom* ist ein bösartiger Tumor des Knochens. Auch das *Ewing-Sarkom* ist ein zwar seltener, aber hochmaligner, schnell metastasierender Tumor, der den gesamten Schaft eines langen Knochens befällt und vor allem bei Kindern und Jugendlichen auftritt.

Die meisten Läsionen im Zusammenhang mit einem Osteosarkom treten direkt oberhalb oder unterhalb des Knies auf.

Morbus Paget (Osteodystrophia deformans) ist eine oft erblich bedingte Skeletterkrankung bei älteren Menschen. Knochenabbau und Knochenaufbau sind pathologisch erhöht, was zu einer Verdickung und gleichzeitigen Erweichung der Knochen führt und eine Verkrümmung der gewichttragenden Knochen verursacht.

Entzündungen betreffen nicht nur Muskeln und Weichteile, auch Knochen können sich entzünden. *Rachitis* ist eine meist mit Vitamin-D-Mangel verbundene Erkrankung vor allem bei Kindern, die mit rachitischen Knochenfehlbildungen einhergeht. Wenn im Säuglings- und Kindesalter die sich bildenden Knochen nicht ausreichend mit Kalzium und Phosphor versorgt sind, werden die Knochen weich und verbiegen sich. *Osteomalazie* (Knochenerweichung) ist das Pendant der Rachitis im Erwachsenenalter, sie wird durch Vitamin-D-Mangel oder Resorptionsstörungen verursacht.

Untersuchungsmethoden: Skelettradiologie und diagnostische Tests

Röntgenaufnahmen von Knochen und Gelenken sind gängige Verfahren, um Frakturen oder Tumore zu erkennen, die Heilung einer Fraktur zu überwachen und abnormale Strukturen zu identifizieren. Die wichtigsten Methoden zur Untersuchung des Skeletts sind folgende:

- ✔ **Arthrografie**: Verfahren zur Röntgenaufnahme eines Gelenks
- ✔ **Arthroskopie**: visuelle Untersuchung des Gelenkinneren mit einem Arthroskop
- ✔ **Arthrozentese**: chirurgische Punktion eines Gelenks zur Entnahme von Flüssigkeit zu diagnostischen Zwecken
- ✔ **Computertomografie** (*CT*): liefert eine genaue Darstellung der Knochenstruktur und kann selbst geringfügige Veränderungen erkennen
- ✔ **Doppelröntgenenergieabsorptiometrie** (Dual Energy X-Ray Absorptiometry, kurz DXA): genaueste Methode zur Beurteilung der Knochendichte bei der Untersuchung auf Osteopenie und Osteoporose
- ✔ **Fluoroskopie**: Untersuchung mit einem Fluoroskop, einem Gerät zur Untersuchung tiefer Körperstrukturen mittels Röntgenstrahlen
- ✔ **Knochendichtemessung**: Bestimmung der Knochendichte zur Diagnose von Osteoporose
- ✔ **Knochenszintigrafie** (Skelettszintigrafie): erkennt das Vorliegen von Knochenmetastasen und überwacht degenerative Knochenerkrankungen
- ✔ **Magnetresonanztomografie (MRT)**: bewertet alle Weichteile und ist besonders nützlich für die Beurteilung von Bändern, Sehnen, Muskeln, Spinalkanalstenosen und degenerativen Bandscheibenveränderungen; ideal geeignet für alles, was auf einem Röntgenbild nicht zu sehen ist
- ✔ **Positronen-Emissions-Tomografie (PET)**: nuklearmedizinisches Bildgebungsverfahren, das ein 3D-Bild eines Körperprozesses erzeugt

- **Quantitative Computertomografie (qCT)**: wird zur Messung der Knochendichte in Hüfte und Wirbelsäule verwendet.
- **Single-Photon-Emissions-Computertomografie (SPECT)**: sehr empfindliches nuklearmedizinisches Verfahren zur Erkennung von Knochenanomalien

Der Chirurg ist gefragt: Operative Eingriffe am Skelett

Sowohl Knochen als auch Gelenke können operativ repariert werden. Gelenke können durch eine *Arthrodese* (Gelenkversteifung) operativ fixiert oder durch eine *Arthroplastik* repariert werden. *Arthroskopische* und arthroskopisch assistierte Eingriffe können meistens ambulant durchgeführt werden, da es sich hier um minimalinvasive Operationsverfahren handelt. Für Eingriffe an der Wirbelsäule und den Gelenken werden immer häufiger roboterassistierte Verfahren und Knochenersatzmaterialien verwendet, was im Laufe der Zeit zu weniger invasiven chirurgischen Eingriffen führen wird. Zu den typischen Arten der Arthroplastik zählen folgende:

- **Hüft-Totalendoprothese (Hüft-TEP)**: wird bei degenerativen Gelenkerkrankungen und fortgeschrittener Arthrose durchgeführt. Bei der Operation wird der Oberschenkelkopf des Hüftgelenks durch einen künstlichen Metallkopf und eine kunststoffbeschichtete Hüftpfanne (eine Schale, in die der Oberschenkelkopf passt) ersetzt.
- **Kerndekompression**: chirurgischer Eingriff, wenn abgestorbenes Knochengewebe entfernt und durch ein Knochentransplantat ersetzt werden muss
- **Knieendoprothese (Knie-TEP)**: künstliches Kniegelenk, wenn dieses etwa durch Kniearthrose starke Schmerzen verursacht. Die Operation wird heute größtenteils von Robotern durchgeführt, um abgenutzte Oberflächen des Kniegelenks zu ersetzen, und verschiedene Arten von Prothesen (auch verschiedene Materialien) kommen zur Anwendung.
- **Mittelfuß-Gelenksersatz**: wird zur Behandlung von Deformitäten im Zusammenhang mit rheumatoider Arthritis oder dem Hallux valgus (einer Deformität der Großzehe) sowie bei schmerzhaften oder instabilen Gelenken durchgeführt.

- **Unikompartimentelle Hüft-/Kniegelenkersatzoperation**: Teilprothese, die eingesetzt wird, wenn nur ein Bereich des Knies oder der Hüfte beschädigt ist. Dieser Bereich wird abgeschliffen und umgeformt, aber nicht ersetzt, was sich gerade bei jüngeren Patienten im Alter von 20 bis 50 Jahren als vorteilhaft erwiesen hat.

Denken Sie bei der Diskussion über Gelenke immer an den Wortstamm *arthr/o*! Diesem Wortstamm werden Sie bei den meisten chirurgischen Eingriffe an Gelenken begegnen, aber keine Regel ohne Ausnahme: Ganz ohne den Wortstamm *arthr/o* kommt die *Synovektomie* oder *Synovialektomie* aus, bei der die Synovialmembran eines Gelenks entfernt wird.

Es wird Sie kaum wundern, dass es auch für den Kopf und die Wirbelsäule eine Fülle von chirurgischen Operationsmethoden gibt, von denen hier nur ein paar wenige genannt sind:

- Eine **Diskektomie** ist die Entfernung eines Teils der Bandscheibe, um den Druck auf die Nerven zu reduzieren und die Schmerzen zu senken. Bei der *perkutanen* Diskektomie wird nur ein ganz kleiner Schnitt eingefügt (minimalinvasives Verfahren).
- Eine **Kraniotomie** (die neurochirurgische Öffnung des Schädels) ermöglicht den Zugang zum Gehirn, um Blutungen oder Tumore zu behandeln.
- Eine **Laminektomie** oder *Laminaexzision* ist die Entfernung der Lamina am hinteren (rückseitigen) Teil eines Wirbels, um den Druck auf das Rückenmark oder die Spinalnerven zu verringern, der durch verschiedene Zustände wie Wirbelkanalstenosen, Bandscheibenvorfälle oder Tumore verursacht wird.
- Eine **Spondylodese** ist die operative Versteifung von Wirbeln, bei der einige Wirbel miteinander verbunden werden, wenn es keine andere Behandlung mehr gibt, um die Schmerzen zu reduzieren.

Knochenerkrankungen werden meistens mit *nichtsteroidalen Antirheumatika* (*NSAIDs*) behandelt, die entzündungshemmend, schmerzlindernd und fiebersenkend wirken. Häufig werden auch antiresorptive Medikamente (Arzneimittel, die den Knochenabbau verhindern) und eine anabole Therapie zur Vorbeugung osteoporotischer Frakturen zur Behandlung eingesetzt.

Auch Arm- und Beinverletzungen zählen zu den Klassikern im Skelettbereich, besonders, wenn Sie sportlich unterwegs sind (Sie erinnern sich bestimmt noch an das appendikuläre Skelett, oder?). Gipsverbände sind nicht mehr gefragt, dafür gibt es chirurgische Optionen wie zum Beispiel:

- **Meniskektomie:** Entfernen eines Meniskus bei einem Riss der Knorpelscheibe im Knie
- **Meniskusnaht** (Meniskusrefixation): chirurgische Wiederherstellung eines gerissenen Meniskus
- **Osteoklasie:** chirurgisches Brechen eines Knochens zur Korrektur einer Deformität
- **Osteoplastik:** chirurgische Reparatur eines Knochens
- **Osteotomie:** chirurgische Durchtrennung eines Knochens
- **Patellektomie:** Entfernen der Kniescheibe, wenn andere Behandlungsmöglichkeiten keinen Erfolg hatten
- **Tenorrhaphie:** chirurgische Naht einer gerissenen Sehne
- **Tenotomie:** ganze oder teilweise Durchtrennung einer Sehne

IN DIESEM KAPITEL

Wie Ihr Muskelsystem funktioniert

Wortstämme und Suffixe

Häufige Beschwerden, Erkrankungen und Diagnosen verstehen

Kapitel 10
Und … action! – Das Muskelsystem

Fühlen Sie sich mit dieser Information jetzt bitte nicht überfordert, wenn Sie das nächste Mal ins Fitnessstudio gehen, aber Ihr Körper besitzt tatsächlich über 650 Muskeln, die regelmäßiges Training benötigen! Das Schöne an der Muskulatur ist allerdings, dass es sich um ein System handelt, in dem verschiedene große Muskelgruppen gleichzeitig zusammenarbeiten, wenn Sie bestimmte Bewegungen ausführen, sei es im Fitnessstudio, beim Sport oder bei Ihren ganz normalen Tagesaktivitäten.

Und für alle professionellen Sofa-Hocker: Auch Sie benutzen gerade ein paar Muskeln, während Sie aufrecht sitzen, atmen, verdauen, Blut durch den Körper pumpen und dieses Buch lesen. Machen Sie sich also nicht zu viel Stress wegen des verstaubenden Rudergeräts (was Ihr Kardiologe aber bestimmt ganz anders sieht).

Muckis und noch ganz andere Muskeln

Der *Bewegungsapparat* besteht aus Muskeln und Gelenken. Die Muskeln – über 650, wie bereits gesagt – sind für die Bewegung verantwortlich. Das Skelett dient zwar als unverzichtbarer Ansatzpunkt für die Muskulatur, aber erst die Fähigkeit des Muskelgewebes, unter Verbrauch von Stoffwechselenergie zu kontrahieren und dabei Arbeit zu verrichten, ermöglicht alle Bewegungen unseres Lebens.

Je nach Gewicht, Trainingszustand und Fettgewebsanteil haben Männer meistens mit 40 bis 60 Prozent des Körpergewichts einen höheren *Muskelanteil* als Frauen, bei denen der Muskelanteil etwa 30 bis 40 Prozent beträgt.

Muskeln kontrahieren und entspannen sich wieder, und das nicht nur in Ihrem Bizeps beim Training, sondern permanent im ganzen Körper. Muskeln stützen das Skelett, halten Sie aufrecht, produzieren Wärme, sorgen für die Atmung, den Blutkreislauf und die Verdauung – und noch so vieles mehr, selbst wenn Sie sich darüber keine Gedanken machen. Eine unterschätzte Arbeit, ganz bestimmt – das, was Ihre Muskeln tagtäglich leisten, ist mehr als das, was Sie in einer Stunde im Fitnessstudio abarbeiten …

Herzschlag, Atmung und Verdauung werden durch Muskeln ermöglicht, die als viszerale (*unwillkürliche*) Muskeln bezeichnet werden, da Sie auf deren Aktivität keinen Einfluss haben. Anders sieht es aus mit der *willkürlichen* Muskulatur, die Sie bewusst ansteuern können, wenn Sie eine bestimmte Bewegung ausführen wollen.

Muskelklassen und Muskelarten in unserem Körper

Die Muskelklassen sind schnell aufgezählt! Drei grundverschiedene Arten der Muskulatur erfüllen jeweils besondere Aufgaben und unterscheiden sich in anatomischen und physiologischen Aspekten:

- ✔ **Herzmuskulatur**: unwillkürliche, quergestreifte Muskeln. Die Muskelzellen haben verzweigte Fasern und bilden den größten Teil der Herzwand. Ihre Kontraktion ist autonom und erzeugt den Herzschlag.
- ✔ **Skelettmuskulatur**: willkürliche, quergestreifte Muskeln. Sie sind am Skelett befestigt und können willentlich angesteuert werden (denken Sie nur an den Bizepsmuskel).
- ✔ **Glatte Muskulatur**: Viszeralmuskeln (unwillkürliche, glatte Muskeln). Sie befinden sich im Magen, im Darm und in den Blutgefäßen und können nicht bewusst gesteuert werden. Sie arbeiten meist *tonisch* (Daueranspannung).

Auf den ersten Blick scheinen die Muskelarten mit den Muskulaturklassen identisch zu sein, aber Sie werden sehen, dass es da tatsächlich eine andere Einteilung gibt. Bei den Muskelarten liegt das Augenmerk stärker auf den anatomischen Unterschieden.

Quergestreifte Muskeln: Skelettmuskeln (willkürlich) und Herzmuskeln (autonom)

- ✔ Die **Skelettmuskeln** sind quergestreift, und diese Muskeln bewegen alle Knochen sowie das Gesicht und die Augen. Der Körper kann die Aktivität dieser Muskeln bewusst steuern.
- ✔ Die **Herzmuskulatur** ist ebenfalls quergestreift, arbeitet jedoch autonom, da spezialisierte Schrittmacherzellen den Rhythmus vorgeben. Sie kann daher nicht willentlich gesteuert werden.

Glatte Muskeln: Autonom, langsam, aber sehr verlässlich

Glatte Muskeln (auch *viszerale* Muskeln genannt) kontrahieren unwillkürlich; der Körper hat keine bewusste Kontrolle über glatte Muskeln, die die inneren Organe wie den Verdauungstrakt bewegen. Glatte Muskeln finden sich auch in Blutgefäßen und Ausführungsgängen von Drüsen.

Zusammenfassung der superfiziellen Muskulatur

Manchmal ist es nicht schlecht, oberflächlich zu sein. Nehmen Sie zum Beispiel Ihre oberflächlichen (superfiziellen) Muskeln, die so genannt werden, weil sie mit bloßem Auge am besten zu sehen sind – die Gesichtsmuskulatur zum Beispiel, die Sie zu einer einzigartigen Mimik befähigt, oder Teile der Handmuskulatur, die Ihnen komplizierte Bewegungen ermöglicht.

Die Abbildungen 10.1 bis 10.4 zeigen vier wichtige Muskelgruppen.

- ✔ Die **Armmuskeln** bestehen aus den Oberarmmuskeln, dem *Bizeps brachii* und dem *Trizeps brachii.* Im Unterarm befinden sich die Beuge- und Streckmuskeln der Hände und Finger.

- ✔ Zu den **Kopf-** und **Gesichtsmuskeln** gehören der *M. frontalis* (Stirnmuskel), der *M .temporalis* (Schläfenmuskel), der *M. orbicularis oculi* (Augenringmuskel), der *M. orbicularis oris* (Mundringmuskel), der *M .occipitalis,* der *M. mentalis* (Kinnmuskel), der *M. buccinator* (Wangenmuskel), der *M. zygomaticus major* und *minor* (Jochbeinmuskel) sowie der *M. masseter* (Kaumuskel).

- ✔ Zu den **Schulter-** und **Nackenmuskeln** gehören der *M. sternocleidomastoideus* (Kopfnicker), der *M. pectoralis major* (großer Brustmuskel), der *M. latissimus dorsi* (großer Rückenmuskel) und der *M. trapezius* (Trapezmuskel), die zum *M. deltoideus* (Deltamuskel) der Schulter führen.

- ✔ Die wichtigsten **Brust-** und **Bauchmuskeln** bestehen aus dem *Zwerchfell* (Diaphragma), dem großen Brustmuskel, dem geraden Bauchmuskel und dem äußeren schrägen Bauchmuskel. Mit dieser Region ist auch die Linea alba verbunden. Die *Linea alba* (»weiße Linie«) ist ein vertikaler Streifen aus Bindegewebe, der am Xiphoidfortsatz (Brustbein) beginnt und an der Symphyse (dem vorderen Verbindungspunkt der beiden Beckenknochen) endet.

- ✔ Zu den wichtigsten Muskeln des **Rückens** gehören der *M. infraspinatus,* der *M. supraspinatus,* der *M. latissimus dorsi* (großer Rückenmuskel) und der *M. rhomboideus major* (großer Rautenmuskel).

- ✔ Zu den **Beckenmuskeln** und den **vorderen Oberschenkelmuskeln** gehören der *M. tensor fascia lata* (Oberschenkelbindenspanner), die *Adduktoren* des Oberschenkels, der *M. vastus lateralis* und *medialis,* der *M. rectus femoris* und der *Quadrizeps* (Unterschenkelstrecker).

- ✔ Zu den wichtigsten Muskeln des Unterschenkels zwischen Knie und Knöchel gehören der *M. gastrocnemius,* der einen großen Teil der Wadenmuskulatur bildet, der *M. soleus,* der *M. tibialis anterior* (vorderer Schienbeinmuskel) sowie der *M. peroneus longus* und *brevis* (Wadenbeinmuskel).

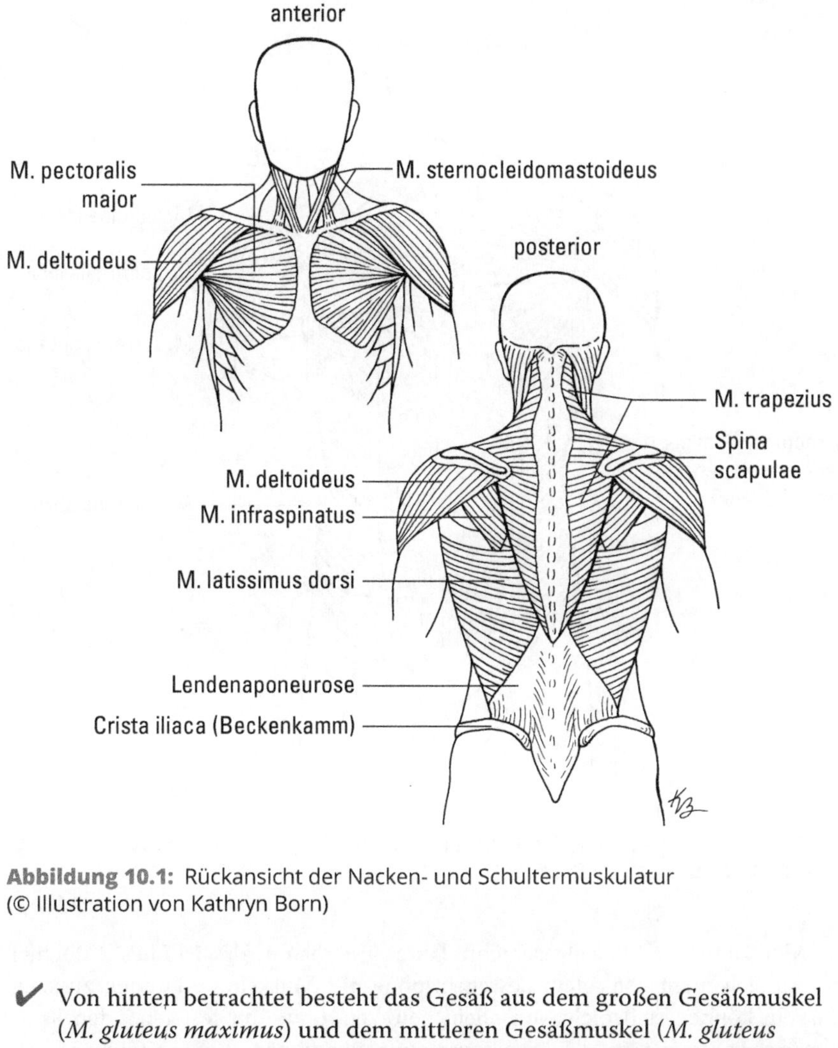

Abbildung 10.1: Rückansicht der Nacken- und Schultermuskulatur (© Illustration von Kathryn Born)

- Von hinten betrachtet besteht das Gesäß aus dem großen Gesäßmuskel (*M. gluteus maximus*) und dem mittleren Gesäßmuskel (*M. gluteus medius*). Im Oberschenkel befinden sich der große Adduktorenmuskel (*M. adductor magnus*), der *M. vastus lateralis* und der *M. gracilis* (Schlankmuskel), während der *M. biceps femoris*, der *M. semitendinosus* und der *M. semimembranosus* zusammen die hintere Oberschenkelmuskulatur bilden.

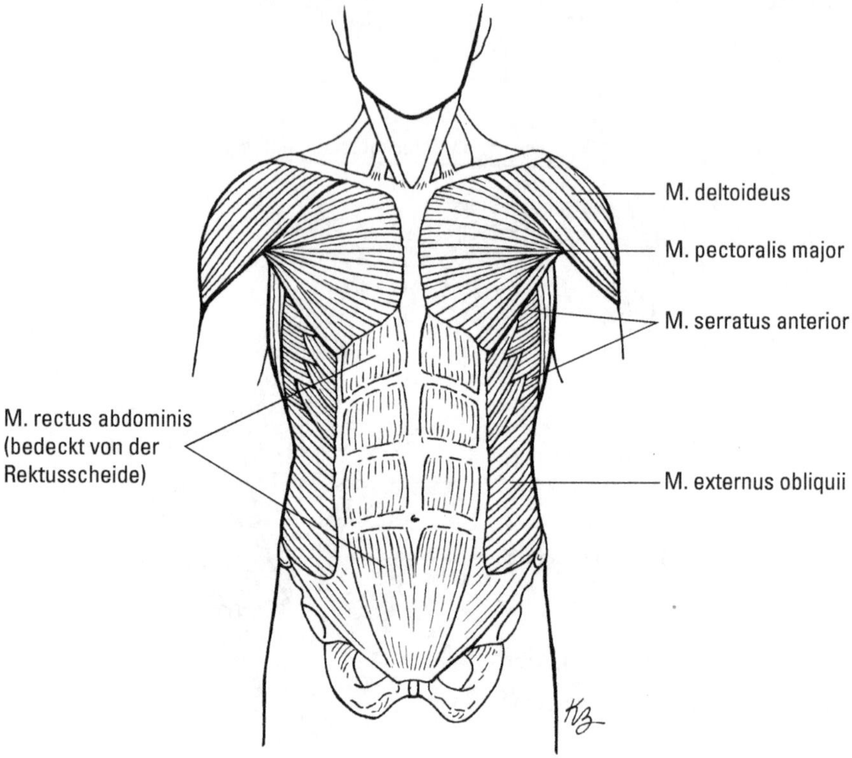

Abbildung 10.2: Die anterioren Brust- und Bauchmuskeln Schultermuskulatur (© Illustration von Kathryn Born)

Die Moral unserer Muskelgeschichte lautet also: Teamwork ist alles! Knochen können sich nicht von allein bewegen, ohne mit Muskeln verbunden zu sein. Muskeln können sich nicht von allein bewegen, ohne mit feststehenden Knochen verbunden zu sein, die diese Bewegung unterstützen. Weder Knochen noch Muskeln können ohne die Verbindungen durch Sehnen und Bänder funktionieren. Die Bewegung des Körpers wird also durch das Zusammenspiel der Knochen und Skelettmuskeln ermöglicht, zusätzlich zu den viszeralen und Herzmuskeln, die den Muskelrhythmus unserer lebenswichtigen Organe aufrechterhalten. Es ist alles eine große, glückliche Familie von Muskeln.

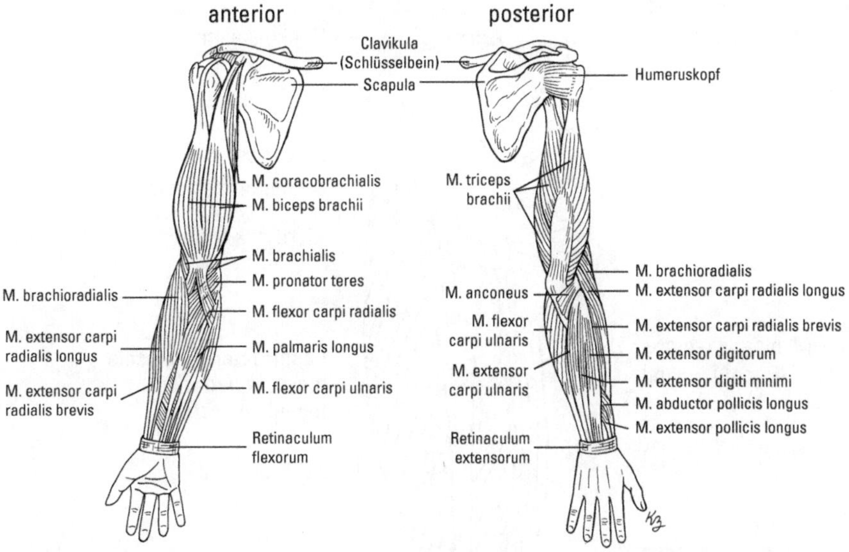

Abbildung 10.3: Die Muskeln der oberen Extremität, vorne (A) und hinten (B) (© Illustration von Kathryn Born)

Wortstämme und Suffixe der Muskeln

Jetzt können Sie Ihr neu erworbenes Wissen in die Praxis umsetzen, indem Sie die Wortstämme in ihre Bedeutungen und nützlichen Anwendungen zerlegen! Nur so können Sie die Terminologie irgendwann beherrschen, denn wenn Sie verstehen, wie Begriffe zusammengesetzt sind, können Sie sich das mühsame Auswendiglernen ersparen.

Verwechseln Sie nicht »myo« (den Muskel betreffend) mit »myelo« (das Knochenmark betreffend)!

Zu den Wortstämmen, Zusammensetzungen und Suffixen, die mit dem Muskelsystem in Verbindung stehen, gehören die in den Tabellen 10.1 und 10.2 aufgeführten Wortstämme und Suffixe.

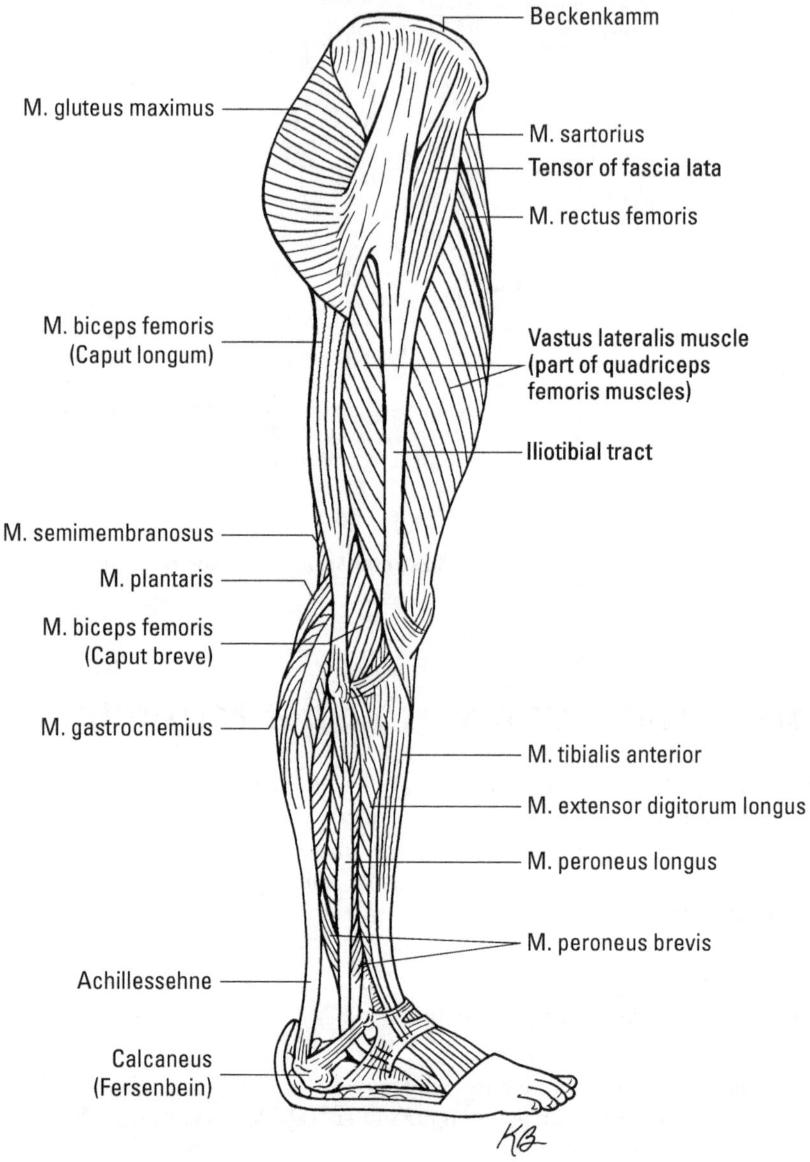

Abbildung 10.4: Die Muskeln der unteren Extremität
(© Illustration von Kathryn Born)

Wortstamm	Bedeutung
duct/o	führen, leiten (Ductus = Gang)
fasci/o	Faszie (Gewebeband, das Muskeln umgibt)
fibr/o	Faser, faseriges Gewebe
flex/o	Beugung
kinesi/o	Bewegung
leiomy/o	glatter Muskel
my/o	Muskel
myokardi/o	Herzmuskel
pronati/o	Einwärtsdrehung (nach innen/unten)
rhabdomy/o	quergestreifte Skelettmuskulatur
sarc/o, sark/o	Fleisch, Muskel- oder Bindegewebe
supinati/o	Auswärtsdrehung (nach oben/vorne)
tens/o	Dehnung

Tabelle 10.1: Wortstämme, die sich auf das Muskelsystem beziehen

Suffix	Bedeutung
-dynia	Schmerzen
-ektomie	operative Entfernung
-gramm	Aufzeichnung
-graf	Gerät zur Aufzeichnung
-grafie	Verfahren zur Aufzeichnung
-itis	Entzündung
-lyse	Auflösung, Zersetzung
-logie	Lehre, Wissenschaft von
-oma	Tumor, Geschwulst
-pathie	Krankheit
-plastik	chirurgische Formung, Wiederherstellung
-rrhaphie	chirurgische Naht
-tomie	Schnitt, Einschnitt

Tabelle 10.2: Suffixe im Kontext mit der Muskulatur

Was Ihre Muskeln so alles bewegen können

Ihre Muskeln leisten jeden Tag, jede Stunde eine enorme Arbeit. Auch wenn Sie dieses Buch gerade auf Kissen gestützt lesen und dabei Maischips vertilgen, arbeiten Ihre Muskeln – Ihre Augenmuskeln bewegen Ihre Augen über die Worte, damit Sie lesen und verstehen können, Ihre glatten Muskeln versorgen Ihre Organe und Ihre oberflächlichen Muskeln helfen Ihnen, Ihren Körper aufrecht zu halten. Glücklicherweise gibt es für jede *Bewegungsart* ein Wort, das sie beschreibt. Hier sind nur einige Muskelbewegungen, die Sie sich merken sollten:

- **Abduktion:** Bewegung von der Körpermitte weg zur Seite (zum Beispiel Finger spreizen, Arm nach außen heben)
- **Adduktion:** Bewegung von der Seite zur Körpermitte hin (zum Beispiel Arm aus der seitlichen Position an den Körper legen)
- **Eversion:** wenn sich der Fuß so gedreht wird, dass er nach außen zeigt
- **Inversion:** wenn der Fuß von außen wieder nach innen gedreht wird
- **Extension:** Bewegung, bei der ein Glied in eine gestreckte Position gebracht wird (was den Winkel vergrößert)
- **Flexion:** Bewegung, bei der ein Glied gebeugt wird (was den Winkel verkleinert), also wenn Sie den Unterarm an den Oberarm ziehen
- **Pronation:** Bewegung, bei der die Handfläche nach unten oder hinten gedreht wird
- **Rotation:** Drehung um die Längsachse (zum Beispiel Kopfschütteln)
- **Supination:** Bewegung, bei der die Handfläche nach oben oder nach vorn gedreht wird (wie beim Wasserschöpfen)

Wort	Bedeutung
Artikulation	bewegliches Gelenk, Verbindung von Knochen
Atrophie	Rückbildung, Gewebeschwund durch Zellabbau
Bradykinesie	verlangsamte Körperbewegungen (zum Beispiel bei Parkinson)
Diathermie	Wärmeeinwirkung auf tiefes Gewebe
Dyskinesie	Schwierigkeiten bei der Körperbewegung

Wort	Bedeutung
Dystrophie	degenerative Erkrankung durch eine Stoffwechselstörung des Gewebes
Faszien	Bindegewebshüllen um Muskeln, Muskelgruppen und Organe
Fasziitis	Entzündung der Faszien
Hyperkinesie	übermäßige Körperbewegung oder Überaktivität
Kinesiologie	Lehre von der Bewegung
Ligament	Band aus Bindegewebe, verbindet Knochen mit Knochen
Myalgie	Muskelschmerzen
Myasthenie	Muskelschwäche
Myoklonie	Muskelzucken, schnell aufeinanderfolgende Muskelentspannung und -kontraktion
Myologie	Lehre von den Muskeln und ihrer Funktion
Myopathie	jede Muskelerkrankung
Myorrhexis	Riss oder Abriss von Muskelgewebe
Sehne	Bindegewebe, das Muskeln mit Knochen verbindet
Tenodynie, Tendodynie	Schmerzen in einer Sehne
Tenosynovitis	Entzündung der Sehne und der Sehnenscheide

Tabelle 10.3: Häufige Begriffe im Kontext mit Muskeln

IN DIESEM KAPITEL

Funktionsweise des Integumentsystems

Wortstämme, Präfixe und Suffixe

Häufige Beschwerden, Erkrankungen und Diagnosen verstehen

Kapitel 11

Haut, Drüsen, Nägel und Haare

Ihre Haut – das größte Organ des Körpers, zusammen mit Drüsen, Nägeln und Haaren – wird als Integumentsystem (von lateinisch integere = bedecken, umhüllen) bezeichnet. Es ist das, was Sie der Welt zeigen. Man könnte es als »Marketingteam« des Körpers sehen: Der Zustand der Haut spiegelt in vieler Hinsicht die innere Gesundheit wider. Gesunde Haut sowie gesunde Nebenorgane sind Zeichen eines gesunden Inneren – auch wenn das nicht immer so einfach ist, wie Sie in diesem Kapitel sehen werden.

Die Schichten der Haut

Wie eine Zwiebel besteht Ihre *Haut* aus mehreren Schichten und enthält viel mehr Strukturen, als mit bloßem Auge sichtbar sind. Die Haut ist ein System aus verschiedenen spezialisierten Geweben, die Drüsen enthalten und Flüssigkeiten absondern, Nerven, die Impulse weiterleiten, und Blutgefäßen, die unter anderem die Körpertemperatur regulieren.

Die *Haut* erfüllt zahlreiche Aufgaben, zum Beispiel als Barriere gegen das Eindringen von Mikroorganismen und als Schutz der Organe vor Verletzungen. Sie trägt zur Aufrechterhaltung und Regulierung der Körpertemperatur bei und fungiert als Rezeptor für Sinnesempfindungen (Wärme, Kälte, Berührung und Schmerz). Sie hilft dem Körper, Abfallstoffe auszuscheiden und verhindert auch bei tiefer gelegenen Körpergeweben einen übermäßigen Wasser-, Salz- und

Wärmeverlust. Die Hautsekrete sind von Natur aus leicht sauer, was Sie vor bakteriellen Eindringlingen schützt.

Die Haut trägt maßgeblich dazu bei, den Körper kühl zu halten. Die vielen verschiedenen Gewebe in der Haut tragen zur Aufrechterhaltung der *Körpertemperatur* bei. Nervenfasern koordinieren die Temperaturregulierung, indem sie Signale von Wärmezentren im Gehirn, die auf Veränderungen der Körpertemperatur reagieren, an die Haut übermitteln. Nervenimpulse bewirken eine Erweiterung der Blutgefäße, um das Blut an die Oberfläche zu leiten, wo die Wärme abgegeben werden kann. *Schweißdrüsen* produzieren ein wässriges Sekret, das auf der Haut verdunstet und so kühlt.

Die Haut besteht aus drei Schichten. Die äußere Schicht ist die *Epidermis*, eine dünne Epithelschicht. Die zweite Schicht ist die *Dermis*, ein dichtes, faseriges Bindegewebe. Die dritte Schicht ist die *Subkutis*, ein lockeres Bindegewebe mit eingelagerten Fettzellen, das die Haut mit der darunter liegenden Muskulatur verbindet.

Die Hautstruktur unterscheidet sich in verschiedenen Bereichen des Körpers in Bezug auf ihre Dicke, ihre Dehnbarkeit und den Gehalt an Drüsen. An Handflächen und Fußsohlen ist die Haut dick, an den Augenlidern sehr dünn. Die noch sehr elastische Haut eines Babys wird mit zunehmendem Alter insbesondere um die Augen, den Mund und den Hals trockener und faltiger.

Die Haut an Handflächen und Fußsohlen weist ein einzigartiges und unveränderliches Muster aus Rillen (*Papillarleisten*) auf. Fingerabdrücke ermöglichen eine eindeutige Identifizierung jedes Menschen. Darüber hinaus weist die Haut verschiedene Farbtöne auf, für die es – Überraschung! – auch medizinische Bezeichnungen gibt (Tabelle 11.1).

Wortstamm	Bedeutung
cyan/o	blau
erythr/o	rot
leuk/o	weiß
melan/o	schwarz
xanth/o	gelb

Tabelle 11.1: Wortstämme für die Farbtöne der Haut

Die Epidermis: Ständige Erneuerung

Die *Epidermis* (*Oberhaut*) ist die oberste epitheliale Schicht der Haut. Sie besitzt keine Blut- oder Lymphgefäße, sondern ist für ihre Sauerstoff- und Nährstoffversorgung auf die tiefer liegende Dermis und deren Kapillarnetz angewiesen.

Die tiefste Schicht der Epidermis wird als *Basalschicht* bezeichnet. Die Zellen in der Basalschicht teilen sich kontinuierlich und werden durch die von unten nachkommenden Zellen immer weiter nach oben (und damit weg von der Blutversorgung der Dermis) gedrückt. In diesem Prozess schrumpfen die *Keratozyten*, verlieren ihre Zellkerne und füllen sich mit dem Protein *Keratin*. Ab diesem Stadium werden sie *Hornzellen* genannt. Innerhalb von drei bis vier Wochen, nachdem sie als Basalzelle im tiefsten Teil der Epidermis entstanden sind, werden die verhornten Zellen von der Hautoberfläche abgestoßen. Die Epidermis erneuert sich somit ständig.

In der Basalschicht der Epidermis liegen *Melanozyten*, die ein schwarzes Pigment (*Melanin*) produzieren und an die benachbarten Keratozyten abgeben, Melanin in der Epidermis schützt vor schädlicher ultravioletter Strahlung, die Hautkrebs verursachen kann. Die Farbunterschiede der Haut werden maßgeblich von der Aktivität der Melanozyten bestimmt. Menschen, deren Melanozyten aufgrund eines genetischen Defekts kein Melanin bilden können, werden als *Albinos* bezeichnet; ihre Haut und Haare sind weiß und ihre Augen rot, weil aufgrund des fehlenden Pigments die feinen Blutgefäße in der Iris durchschimmern.

Die Dermis: Bringt Farbe (und mehr) in die Haut

Unter der Epidermis liegt die *Dermis*, auch *Corium* oder *Lederhaut* genannt. Anders als die Epidermis ist die Dermis ein lebendes Gewebe, das aus Blut, Lymphgefäßen und Nervenfasern sowie den Nebenorganen der Haut besteht. Zu diesen Nebenorganen gehören Haarfollikel, Schweißdrüsen und Talgdrüsen. In dieser Schicht liegen auch die *Meissner-Körperchen*, die leichte Berührungen und Sinneseindrücke wahrnehmen.

Zur Unterstützung dieses Systems aus Nerven, Gefäßen und Drüsen enthält die Dermis verschiedene Arten von Fasern und *Bindegewebszellen*: Fibroblasten, Histiozyten und Mastzellen. *Fibroblasten* reparieren Hautverletzungen. *Histiozyten* sind Makrophagen; sie schützen den Körper, indem sie Fremdkörper umschließen. Mastzellen enthalten *Histamin*, eine Substanz, die bei Allergien freigesetzt wird und Juckreiz verursacht.

Die *Fasern* in der Dermis bestehen aus *Kollagen*, einem Faserprotein, das in Knochen, Knorpel, Sehnen und Bändern sowie in der Haut vorkommt. Es kann elastisch und flexibel, aber auch hart und fest sein – im Alter nimmt die Elastizität immer stärker ab. Kollagenfasern stützen und schützen die Blut- und Nervennetze, die durch die Dermis verlaufen.

Die Subkutis: Polstert und wärmt

Die subkutane Schicht der Haut (*Unterhaut*) besteht aus Bindegewebe, das auf die Fettbildung spezialisiert ist. Hier liegen viele *Lipozyten*, die Fett produzieren und speichern. Diese Hautschicht ist wichtig für den Schutz tieferer Körpergewebe und dient zudem als Wärmeisolator. Die Unterhaut verbindet die Dermis mit den darunter liegenden Muskeln und Organen; ihr Fettgewebe isoliert innere Strukturen vor extremen Temperaturen. Auch die *Pacini-Körperchen* befinden sich in der Unterhaut. Dabei handelt es sich um sensorische Nervenenden, die Druck und Vibrationen wahrnehmen.

Talg- und Schweißdrüsen

Die Haut verfügt über zwei Arten von Drüsen, die als akzessorische Organe wichtige Sekrete produzieren: Talgdrüsen und Schweißdrüsen.

Die *Talgdrüsen* (Glandula sebacea) produzieren *Talg* als öliges Sekret, während die *Schweißdrüsen* (Glandula sudoriferae merocrinae) das wässrige Sekret Schweiß produzieren. Talg und Schweiß werden über Kanäle zu den äußeren Hauträndern transportiert und durch Hautöffnungen (Poren) ausgeschieden. Talgdrüsen sind eng mit den Haarfollikeln verbunden, und ihre Kanäle münden in die Haarfollikel, durch die der Talg freigesetzt wird. Da die Talgdrüsen von Sexualhormonen beeinflusst werden, sind diese in der Pubertät überaktiv, was sich mit dem Alter verliert. Dies erklärt die übermäßige Talgproduktion der Haut in der Pubertät und die allmähliche Austrocknung der Haut mit zunehmendem Alter.

Die *Schweißdrüsen* sind winzige gewundene Drüsen, die sich auf fast allen Körperoberflächen befinden. Sie haben etwa zwei Millionen davon im Körper, allerdings mit ganz unterschiedlicher Verteilung – sehr viele zum Beispiel an den Handflächen, und die meisten befinden sich an der Fußsohle mit etwa 370 Schweißdrüsen pro Quadratzentimeter. Die einzigen Stellen des Körpers ohne Schweißdrüsen sind die Lippen und die Eichel des Mannes. Schweiß hilft, den Körper zu kühlen, indem er von der Hautoberfläche verdunstet.

Abbildung 11.1 zeigt die Hautschichten und einige ihrer Strukturen.

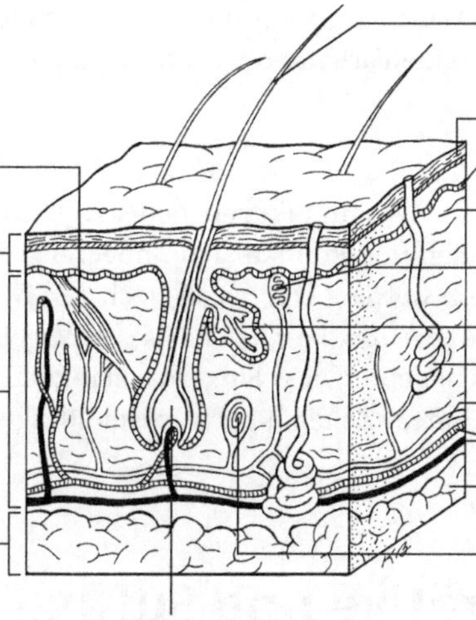

Abbildung 11.1: Querschnitt der Haut mit Schichten und einigen besonderen Strukturen (© Illustration von Kathryn Born)

Die *Ohrenschmalzdrüsen* gehören zu den modifizierten Schweißdrüsen und befinden sich im Gehörgang. Diese Drüsen produzieren eine gelbe, wachsartige Substanz namens *Cerumen* (Ohrenschmalz).

Haare und Nägel

Ein *Haar* (*Pilus*) kann in drei Abschnitte unterteilt werden: den Haarschaft, die Haarwurzel und den Haarfollikel. Der *Haarschaft* besteht aus abgestorbenen Hornzellen, die mit dem Protein *Keratin* gefüllt sind. Die *Haarwurzel* liegt unter der Haut, und zwischen Haarwurzel und Haarschaft mündet der Ausführungsgang der Talgdrüsen. Der *Haarfollikel* umschließt die Haarwurzel von außen; er ist von Nervenenden umgeben, die jede Bewegung des Haares (zum Beispiel Wind) wahrnehmen. Entlang des Haarfollikels liegt ein Bündel glatter Muskelzellen (*M. arrector pili*), die ein Haar (zum Beispiel bei Kälte oder Angst) aufrichten können.

Das *Haarwachstum* ähnelt dem Wachstum der Epidermis, der äußeren Hautschicht. Tief liegende Zellen in den Haarwurzeln wandern durch die Haarfollikel oder Haarschäfte, die die Haarfaser halten, nach vorne. *Melanozyten*, die sich an der Wurzel der Haarfollikel befinden, versorgen die Haarfaser mit dem Pigment *Melanin*. Die Haarfarbe hängt (wie auch die Hautfarbe) von der Menge des vorhandenen Melanins ab. Da die Hormonproduktion mit zunehmendem Alter abnimmt, verliert das Haar seine Farbe und wird transparent und sieht dann grau aus.

Ein *Nagel* (*Unguis*) besteht aus einer harten *Keratinschicht,* die die dorsale Oberfläche des letzten Knochens jedes Zehs und Fingers bedeckt. Die Hornzellen der Nägel sind miteinander verbunden und können sich unbegrenzt verlängern, bis sie geschnitten oder abgebrochen werden. Der Nagel wächst in Dicke und Länge durch Teilung der Zellen der *Nagelwurzel* an der Basis der *Nagelplatte* etwa einen Millimeter pro Woche, was bedeutet, dass Fingernägel in drei bis fünf Monaten vollständig nachwachsen können. Zehennägel wachsen übrigens etwas langsamer als Fingernägel.

Wortstämme, Präfixe und Suffixe des Integumentsystems

Nachdem Sie nun die einzelnen Teile des Integumentsystems besser kennengelernt haben, ist es an der Zeit, Ihr Wissen in die Praxis umzusetzen, indem Sie die Bedeutung der Wortstämme herausfinden und ihre nützlichen Anwendungen erkunden. Sobald Sie diese Wortstämme beherrschen, können Sie jedes Wort im Zusammenhang mit Haaren, Haut, Nägeln und Drüsen analysieren und seine Bedeutung entschlüsseln. Tabelle 11.2 listet die wichtigsten Wortstämme des Integumentsystems auf.

Wortstamm	Bedeutung
aden/o	Drüse
adip/o	Fett
albin/o	weiß
aut/o	selbst
bi/o	Leben
blephar/o	Augenlid
carcin/o, karzin/o	Karzinom (Krebs)
cutane/o, kutane/o	Haut
cyan/o	blau
derm/o, derm/a, dermat/o	Haut
diaphor/o	Transpiration, schwitzen
erythem/o	rot
hidr/o	Schweiß
histi/o	Gewebe

Wortstamm	Bedeutung
ichthy/o	trocken, schuppig
kerat/o	hart, hornartig
kryo	Kälte
leuk/o	weiß
lip/o, lipid/o	Fett
melan/o	schwarz
myc/o	Pilz
necr/o	Tod (Zelle oder Körper)
onych/o	Nagel
papill/o	warzenförmig, nippelartig
papul/o	Papel
pil/o	Haar
py/o	Eiter
rhytid/o	Falten
seb/o	Sebum (Fett)
skler/o	Verhärtung
squam/o	Schuppen
steat/o	Fett, Talg
sud/o, sudor/o	Schweiß
trich/o	Haar
ungu/o	Nagel
xer/o	trocken
xanth/o	gelb

Tabelle 11.2: Wortstämme aus dem Bereich des Integumentsystems

Herpes kommt vom griechischen Wort *herpo* und bedeutet »herumkriechen«. Es beschreibt den Verlauf und die Art der Hautläsion, wie sie bei Herpes zoster (Gürtelrose) typisch sind.

Und weiter zu Teil 2 der Wortzerlegung! Kümmern wir uns nun um Präfixe und Suffixe, die Ihnen im Zusammenhang mit Haaren, Nägeln, Haut und Drüsen häufig begegnen werden.

Präfix	Bedeutung
epi-	auf, über, an
para-	neben, jenseits, um
per-	durch
sub-	unter, unterhalb

Suffix	Bedeutung
-itis	Entzündung
-malazie	Erweichung
-opsie	Ansicht, Betrachtung
-phagie	essen, schlucken
-plastik	chirurgische Wiederherstellung
-rrhö	Fluss, übermäßiger Ausfluss

Tabelle 11.3: Häufig verwendete Präfixe und Suffixe bei Haut, Haaren, Nägeln und Drüsen

IN DIESEM KAPITEL

Wie Ihr sensorisches System funktioniert

Wortstämme, Präfixe und Suffixe

Beschwerden, Krankheiten und Diagnosen verstehen

Kapitel 12
Sehen, hören, fühlen und mehr: Die Sinnesorgane

Sie können Ihren *Sinnesorganen* für all die schönen Erlebnisse in Ihrem Leben danken! Während andere, ebenfalls sehr wichtige Systeme im Hintergrund dafür sorgen, dass Ihr Körper funktioniert, ermöglichen die Sinne Freude und Genuss. Wenn Sie also das nächste Mal den Duft einer fantastischen Pizza riechen, ein beeindruckendes Feuerwerk sehen oder eine Massage genießen, seien Sie dankbar für Ihre Sinne.

Das Auge

Das *Auge* (*Oculus*) ist vermutlich unser wichtigstes Sinnesorgan, da wir einen großen Teil der Informationen über unsere Umwelt über visuelle Reize beziehen. Wir lesen, sehen Filme, orientieren uns mit den Augen in unserer Umwelt und kommunizieren über die Augen auch mit anderen Menschen (denken Sie nur an das Flirten!). Die Augen liegen in einer knöchernen Schutzhöhle des Schädels, der Augenhöhle oder *Orbita*. Was macht dieses Sinnesorgan so besonders?

Sehr knapp gesagt arbeitet das Auge wie eine Kamera. Lichtstrahlen treten durch eine verstellbare Öffnung, die dunkle Mitte des Auges (*Pupille*) in das Auge ein. Die Größe der Pupille reguliert die einfallende Lichtmenge – je heller das Licht ist, desto kleiner wird das Loch. Hinter der Pupille befindet sich die *Linse*, die das Licht fokussiert. Die Linse ist nicht starr und kann ihre Form anpassen, um sich auf nahe und entfernte Objekte einzustellen. Das Licht wird von der Linse auf den hinteren Teil des Auges fokussiert, wo es auf die *Netzhaut* trifft. Die Netzhaut wandelt das fokussierte Bild in Nervenimpulse um, die über den *Sehnerv* zum Hinterhauptlappen des Gehirns weitergeleitet und dort verarbeitet werden. Abbildung 12.1 verschafft Ihnen einen Einblick in das Innere des Auges.

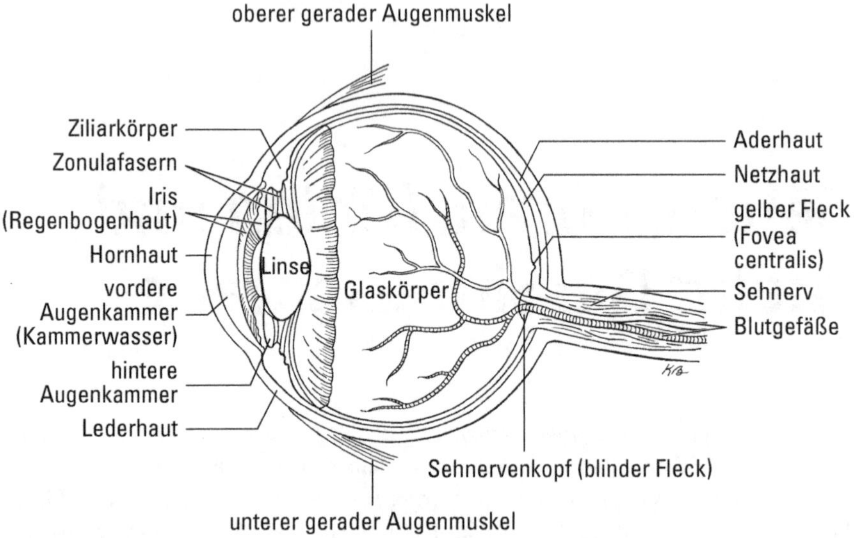

Abbildung 12.1: Innere Strukturen des Auges (© Illustration von Kathryn Born)

Das Auge lässt sich grob in den *Augapfel* und die *Anhangsorgane* (die Gesichtsstrukturen wie die Augenlider und die Augenmuskeln) unterteilen.

Der Augapfel

Der *Augapfel* (*Bulbus oculi*) besteht aus drei Schichten: Die äußere *Augenhaut* enthält die Hornhaut und die Lederhaut. Die *Hornhaut* (*Kornea*) ist der transparente vordere Teil des Auges. Sie lässt Licht herein und hilft dabei, das Licht auf die Netzhaut im hinteren Teil des Auges zu fokussieren. Die *Lederhaut* (*Sklera*) ist das Weiße des Auges und bildet eine schützende Hülle für den Augapfel.

Die *mittlere Augenhaut* oder *Uvea* besteht aus der Aderhaut, dem Ziliarkörper und der Iris. Die Aderhaut, die innere Auskleidung der Sklera, enthält Blutgefäße, die das Auge versorgen. Der *Ziliarkörper* (Corpus ciliare) besteht aus den Ziliarmuskeln und dem Ziliarkörperchen. Die Muskeln passen die Form der Linse zum Fokussieren an, und das Ziliarkörperchen produziert eine wässrige Substanz, das *Kammerwasser*, das den vorderen Bereich des Auges umspült. Die *Iris* ist der kreisförmige, farbige Teil des Auges. Die Öffnung in der Iris, die *Pupille*, reguliert die Lichtmenge, die in das Auge eintritt. Bei hellem Licht ziehen sich die Muskelfasern in der Iris zusammen und verengen die Pupille. Bei schwächerem Licht entspannen sich diese Muskeln und die Pupille nimmt wieder ihre normale Größe an. Radiale Muskeln in der Iris vergrößern die Pupille über ihre normale Größe hinaus, wenn eine Person gestresst oder aufgeregt ist, oder durch bestimmte Medikamente (*Pupillenerweiterung*).

Die *innere Augenhaut* oder *Retina* (Netzhaut) besteht aus Schichten von Nervengewebe, die Zapfen und Stäbchen genannt werden. Jedes Ihrer Augen hat etwa sechs Millionen Zapfen und 120 Millionen Stäbchen in der Netzhaut, wobei die Stäbchen lichtempfindlicher als die Zapfen sind. Zapfenzellen registrieren Farben, Stäbchen funktionieren besser bei schwachem Licht und sind hilfreich für das Sehen bei Nacht. Ein kleiner Bereich der Netzhaut hat weder Zapfen noch Stäbchen und erzeugt kein visuelles Bild; dieser Bereich wird als *Sehnervenkopf* oder *blinder Fleck* bezeichnet und ist der Eintrittspunkt der wichtigsten Blutgefäße des Auges und die Stelle, an der der Sehnerv vom Gehirn ins Auge verläuft.

Vor und hinter der Linse befinden sich zwei Hohlräume. Der vordere Hohlraum enthält die von den Ziliarfortsätzen produzierte *Kammerwasserflüssigkeit.* Diese wässrige Flüssigkeit fließt ungehindert aus der hinteren Augenkammer durch die Pupille in die vordere Augenkammer. Eine Störung des Kammerwasserabflusses führt zu einem erhöhten Augeninnendruck. Dieser als *Glaukom* bezeichnete Zustand kann aufgrund der durch den erhöhten Druck verursachten Schädigung der Netzhaut und des Sehnervs zur Erblindung führen. (Normalerweise reguliert ein Gleichgewicht zwischen Produktion und Abfluss den Augeninnendruck.) Die hintere Höhle des Auges ist mit einer klaren, galertartigen Substanz gefüllt, die als *Glaskörperflüssigkeit* bezeichnet wird. Diese erhält die Kugelform des Augapfels und hält die Netzhaut fest an der Aderhaut. Sowohl die Kammerwasserflüssigkeit als auch die Glaskörperflüssigkeit dienen dazu, Lichtstrahlen weiter zu brechen.

Der äußere Teil des Auges

Das äußere Auge besteht aus der Augenhöhle, den Augenmuskeln, den Augenlidern, der Bindehaut und dem Tränenapparat. Die *Augenhöhle* ist die knöcherne Vertiefung, in die der Augapfel passt. Die *Augenmuskeln* sind an der Sklera befestigt und bewegen das Auge. Die *Augenlider* schützen das Auge vor Licht, Staub und Verletzungen. Die *Bindehaut*, die die Augenlider und den vorderen Teil des Auges, der der Luft ausgesetzt ist, auskleidet, dient dem Schutz und der Befeuchtung.

Der *Tränenapparat* produziert Tränen, leitet sie zum Auge weiter und führt sie wieder ab, wodurch er eine reinigende und befeuchtende Funktion hat. Die *Tränendrüsen* (Singular: Glandula lacrimalis) produzieren die Tränen, die über die Tränenkanäle kontinuierlich zum Auge transportiert werden. Kleine Öffnungen, die *Tränenpunkte* genannt werden, leiten die Tränen aus den Augen in Kanäle in der Nase ab. Das ist auch der Grund, warum beim Weinen Ihre Nase läuft! Tränen reinigen und befeuchten das Auge und bekämpfen infektiöse Mikroorganismen.

Der *Graue Star* (*Katarakt*) ist eine Augenerkrankung, bei der eine oder beide Augenlinsen eintrüben. Der Begriff »Katarakt« stammt aus dem Griechischen und lässt sich als »Wasserfall» übersetzen, was ziemlich gut zu den Symptomen dieser Erkrankung passt. Betroffene sehen zunehmend unscharf, wie durch einen Wasserfall oder Nebel. Bei einem *Grünen Star* (*Glaukom*) steigt der Augeninnendruck, was den Sehnerv schädigt. Das Gesichtsfeld schränkt sich zunehmend ein. Der Begriff »Glaukom« stammt aus dem Griechischen von *glaukos* = blaugrau und *om* = Zustand. Bei einem Glaukom sieht die schwarze Pupille zunehmend grau aus.

Linsencheck! Wenn die Sehfähigkeit irgendwann abnimmt

Wenn Licht durch die Linse des Auges fällt, wird es in einem Prozess namens Refraktion gebrochen. Das gebrochene Licht muss auf die Netzhaut fokussiert werden, um ein klares Bild zu erzeugen. Um das Licht zu fokussieren, verändert die Linse ihre Form. Der Ziliarmuskel verändert seine Form, um eine klare Sicht auf entfernte und nahe Objekte zu ermöglichen. Diese Anpassung der Linse wird als *Akkommodation* bezeichnet. Wenn eine Person das 40. Lebensjahr erreicht, verliert die Linse einen Teil ihrer Elastizität, was zu Schwierigkeiten bei der Fokussierung von Licht aus der Nähe führt. Eine Lesebrille sorgt für die erforderliche Brechung, die die Linse nicht mehr leisten kann. Mit zunehmendem Alter verliert die Linse ihre Transparenz, wird dick und dicht und manchmal undurchsichtig und trüb, wodurch die Brechung der Lichtstrahlen immer stärker beeinträchtigt wird. Dies führt zu einer häufigen Erkrankung, dem *Grauen Star*. Der Graue Star, einst eine der Hauptursachen für schweren Sehverlust, wird heute routinemäßig operativ entfernt.

Das Ohr

Das *Ohr* (*Auris*) hat zwei Funktionen: Es dient nicht nur dem Hören, sondern es hilft dem Körper auch, das Gleichgewicht zu halten. Sie können hören, weil Schallwellen durch das Ohr schwingen, wo sie in Nervenimpulse umgewandelt und dann an das Gehirn weitergeleitet werden. Die Geräusche werden in den Nervenfasern der Großhirnrinde verarbeitet. Abbildung 12.2 zeigt die verschiedenen Teile des Ohrs.

Das Ohr ist in drei separate Bereiche unterteilt: das Außen-, Mittel- und Innenohr. Außen- und Mittelohr sind für die Weiterleitung der Schallwellen durch das Ohr zuständig; das Innenohr enthält die Strukturen, die die Wellen zum Gehirn transportieren.

Das Außenohr

Im *Außenohr* (*Auris externa*) werden Schallwellen durch die sichtbare äußere *Ohrmuschel* (Auricula auris) vorbei am *Tragus* (Ohrdeckel), der kleinen harten Knorpelvorwölbung, weiter zum *Gehörgang* (Meatus acusticus) geleitet.

Von der Ohrmuschel aus ist der *äußere Gehörgang* mit zahlreichen Drüsen ausgekleidet, die den *Ohrenschmalz* absondern, eine gelbliche, wachsartige Substanz. Der Ohrenschmalz (*Cerumen*) schmiert und schützt das Ohr. Schallwellen wandern durch den Gehörgang und treffen auf das *Trommelfell* (Membrana tympanica), das sich zwischen dem Außen- und dem Mittelohr befindet.

Das Mittelohr

Vibrationen des Trommelfells bewegen drei kleine Knochen, die das *Mittelohr* (*Auris media*) bilden. Die *Gehörknöchelchen* leiten die Schallwellen durch das Mittelohr weiter. Diese Knochen sind in der Reihenfolge ihrer Schwingung der *Hammer* (Malleus), der *Amboss* (Incus) und die *Steigbügel* (Stapes).

Wenn sich die Steigbügel bewegen, berühren sie eine Membran, die als *ovales Fenster* (Fenestra ovalis) bezeichnet wird und das Mittelohr vom Innenohr trennt. Ein weiterer Teil des Mittelohrs ist die *Ohrtrompete* (*Eustachische Röhre* oder Tuba auditiva), ein Kanal, der vom Mittelohr zum Rachen führt. Die Ohrtrompete gleicht den Luftdruck auf beiden Seiten des Trommelfells aus.

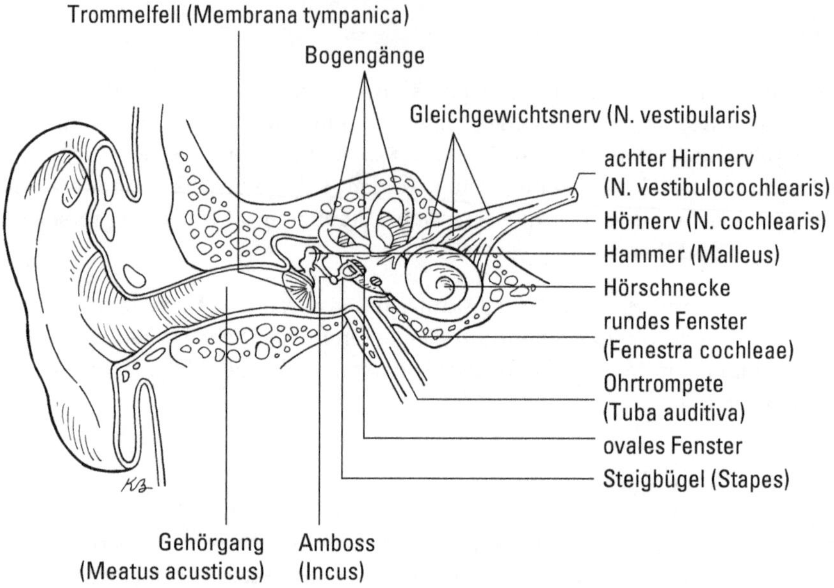

Abbildung 12.2: Aufbau des Ohrs (© Illustration von Kathryn Born)

Das Innenohr

Das *Innenohr* (*Auris interna*) wird aufgrund seiner kreisförmigen, labyrinthartigen Struktur auch als *Labyrinth* bezeichnet. Der Teil des Labyrinths, der vom ovalen Fenster ausgeht, ist eine knöcherne, schneckenförmige Struktur, die als *Hörschnecke* (Cochlea) bezeichnet wird. Die Cochlea enthält Hörflüssigkeiten, durch die die Schwingungen wandern. In der Cochlea befindet sich ein empfindlicher Hörrezeptor, das *Corti-Organ*, der eigentliche Sitz des Gehörsinns im Innenohr. Winzige Haarzellen im Corti-Organ nehmen die Schwingungen der Hörflüssigkeit auf und leiten die Schallwellen an die Hörnervenfasern weiter, die im Hörzentrum der Großhirnrinde enden. Dort werden diese Impulse interpretiert und somit »gehört«.

Die Ursachen der Gehörlosigkeit

Taubheit ist eine verminderte Hörfähigkeit oder vollständige Hörunfähigkeit, wobei es grundsätzlich zwei Gründe für diese Hörminderung gibt.

Eine *Schallleitungsstörung* wird durch eine Behinderung des Weges verursacht, den die Schallwellen vom Außenohr zum Innenohr zurücklegen. Beispiele hierfür sind übermäßiger Ohrenschmalz (Cerumen), ein Fremdkörper im äußeren Gehörgang oder eine Beschädigung des Trommelfells; die Betroffenen hören alles nur noch »wie durch Watte«. Wenn die Behinderung der Schallleitung beseitigt wird, verbessert sich auch das Hörvermögen.

Eine *sensorineurale Taubheit* entsteht durch eine Schädigung des Hörnervs oder der Cochlea, wodurch Nervenimpulse aus dem Innenohr nicht mehr zum Gehirn gelangen können. Dies kann altersbedingt sein, aber auch durch laute Geräusche von Maschinen, Musik, Erschütterungen, Infektionen oder Verletzungen verursacht werden. Hörgeräte können bei der Behandlung von sensorineuraler Taubheit helfen. Wenn ein Hörgerät nicht erfolgreich ist, können *Cochlea-Implantate* erforderlich sein, um das Hörvermögen wiederherzustellen.

Das Ohr ist nicht nur für unser Hörvermögen wichtig, sondern sorgt auch für unser *Gleichgewicht*, also unsere Orientierung im Raum. Dafür verantwortlich ist der *Vestibularapparat* im Innenohr, der aus drei Bogengängen (Singular: Ductus semicircularis), dem kleinen Vorhofsäckchen (*Sacculus*) und dem großen Vorhofsäckchen (*Utriculus*) besteht. Jede dieser Strukturen enthält empfindliche Sinneszellen mit feinen Härchen, die in eine Flüssigkeit (*Endolymphe*) eingebettet sind. Bei jeder Kopfbewegung schwingen die Haarzellen in der Endolymphe, und diese Impulse werden von den Sinneszellen über Nervenfasern an das Gehirn weitergeleitet. Das Gehirn reagiert entsprechend auf Lageveränderungen und sendet Signale an Muskeln im gesamten Körper, um die Gleichgewichtslage wieder herzustellen.

Die Nase

Der *Geruchssinn* ist für Menschen zwar nicht so wichtig wie für Tiere, erfüllt aber im Grunde denselben Zweck. Der Geruchssinn von Tieren ist sehr ausgeprägt, da er sie vor Gefahren warnt und ihnen bei der Nahrungssuche hilft. Wir unterscheiden uns davon nicht so sehr, eher im Ausmaß als in der Art – wir können Rauch riechen, bevor wir Feuer sehen, und wir alle wissen, wie gutes oder verdorbenes Essen riecht.

Das Gewebe, das Gerüche wahrnehmen kann, ist das *Riechepithel* der *Nase* (*Nasus*). Olfaktorische Rezeptoren (*olfaktorisch* bezieht sich auf den Geruch) in der Nasenwurzel zwischen den Augen werden durch Gerüche stimuliert und leiten die Signale zunächst an die beiden *Riechkolben* (*Bulbus olfactorius*) im vorderen Teil des Gehirns weiter. Von dort aus gehen die Signale an andere Gehirnregionen, die diese Signale dann verarbeiten.

Sie können sechs Kategorien von *Grundgerüchen* erkennen: fruchtig, blumig, würzig, verbrannt, faulig und harzig. Der Geruchssinn ergänzt den Geschmackssinn, weshalb eine verstopfte Nase bei einer Erkältung das Riechen beeinträchtigt und Speisen ihren Geschmack verlieren.

Der Mund als sensorisches Organ

Die Geschmacksorgane sind die Geschmacksknospen, die sich auf der Zunge und in den Schleimhäuten des weichen Gaumens befinden.

Sie können nur fünf Grundgeschmacksrichtungen unterscheiden: süß, sauer, salzig, umami und bitter. Die Vielfalt der Geschmacksrichtungen, die Sie erleben, sind Mischungen aus diesen fünf, ähnlich wie die Farben, die Sie sehen, Mischungen aus den drei Grundfarben sind. Damit Lebensmittel einen Geschmack entfalten können, müssen sie durch Speichel aufgelöst werden – deshalb befinden sich die Geschmacksknospen in einem feuchten Milieu. Vieles, was Sie zu schmecken glauben, ist allerdings in Wirklichkeit etwas, das Sie riechen, denn Ihr Geschmackssinn und Ihr Geruchssinn arbeiten hier zusammen.

Tastrezeptoren

Die Haut (das größte Organ des Körpers) ist Ihr einziger *Tast-* oder Berührungsrezeptor für *taktile* (Berührungen) und *haptische* (Ertasten von Objekten) Reize. Die Berührungsempfindung, oft als leichter Druck bezeichnet, variiert an verschiedenen Stellen des Körpers. Die empfindlichen Bereiche sind diejenigen, die die meisten Informationen über Sie und die äußere Umgebung liefern. In den Lippen und den Fingern liegen die meisten Rezeptoren in einem konzentrierten Bereich, weshalb Sie feine Strukturen eher mit den Fingern als zum Beispiel mit dem Ellenbogen spüren und identifizieren können.

Die Dermis der Haut verfügt über Nervenenden, die als Rezeptoren fungieren. Sie nehmen Temperatur, Schmerz, Vibrationen, Druck und Berührungen wahr. Das Nervensystem leitet diese Informationen an das Gehirn weiter. Weitere Informationen zu Ihrer Haut finden Sie in Kapitel 11.

Wortstämme, Präfixe und Suffixe für Grundbegriffe der Sinneswahrnehmungen

Seien Sie vorgewarnt: Für die *Sinnesorgane* lassen sich sehr viele Wortstämme, Präfixe und Suffixe kombinieren, und das aus gutem Grund. Bedenken Sie, dass diese Organe einige empfindliche und hochentwickelte Körperteile umfassen: Augen, Ohren, Nase, Mund und Haut. Es ist daher nicht verwunderlich, dass Sie hier mit einer langen Liste an Vokabeln konfrontiert werden! Sie können mit Geschmacks-, Geruchs- und Tastsinn in Tabelle 12.1 beginnen und anschließend zu den etwas komplexeren Sinnen der Augen und Ohren übergehen.

Präfix / Suffix	Bedeutung
a- oder an-	ohne oder Mangel an
dys-	abweichend von der Norm, gestört, krankhaft, schlecht
-geusia	sich auf den Geschmackssinn beziehend
hyper-	überschüssig, mehr als normal
hypo-	weniger als normal
-itis	Entzündung
-osmie	bezieht sich auf Störungen des Geruchssinns

Tabelle 12.1: Geschmack-, Geruchs- und Tastsinn

Sehen Sie, das war doch ganz überschaubar, und einige der Begriffe sind Ihnen vermutlich aus einem anderen Kontext bereits bekannt. Jetzt, wo Sie erste Erfahrungen gesammelt haben, können Sie sich dem Auge zuwenden, das eine enorme Vielfalt Wortstämme und Zusammensetzungen kennt. Sehen Sie sich dazu Tabelle 12.2 an.

Wortstamm	Bedeutung
aqu/a, aque/o	Wasser
blephar/o	Augenlid
conjunctiv/o	Bindehaut (Membran, die die Augenlider auskleidet)
core/o	Pupille
dacry/o	Träne, Tränenapparat
dipl/o	doppelt
glauc/o	grau, opak
ir/o, irid/o	Iris (farbiger Teil des Auges)
is/o	gleich
kerat/o	Hornhaut
korne/o	Hornhaut
lacrim/o	Träne, Tränenkanal
mi/o	kleiner, weniger
mydri/o	weit, erweitert
ocul/o	Auge
ophry/o	Augenbraue
ophthalm/o	Auge, sehen (Ophthalmologe = Augenarzt, Facharzt für Augenerkrankungen)
opt/o	Auge, Sehvermögen
phac/o, phak/o	Linse, linsenartig
phot/o	Licht
presby/o	Alter
pupill/o	Pupille
retin/o	Netzhaut
skler/o	Sklera (weißer Teil des Auges)
uve/o	Iris, Ziliarkörper, Aderhaut
vitre/o	Glas, glasartig
xer/o	trocken

Tabelle 12.2: Wortstämme für visuelle Wahrnehmungen

Einige Präfixe und einige Suffixe, die mit dem Sehvorgang in Verbindung stehen, sind in Tabelle 12.3 aufgeführt.

Präfix oder Suffix	Bedeutung
bi- oder bin-	zwei
-chalasis	nachlassen, erschlaffen
-iker	Person mit einem bestimmten Beruf oder einer Spezialisierung
-metrist	Spezialist für die Messung von
-opie oder -opsie	Sehstörung, Zustand des Sehens
-oskopie	visuelle Untersuchung einer inneren Körperhöhle mit einem Endoskop
-plastik	Operation zur Wiederherstellung von Gewebe oder Organen
-tropie	Drehbewegung oder Abweichung, oft bei Augenbewegungen

Tabelle 12.3: Präfixe und Suffixe für den Sehvorgang

Das Labyrinth Ihres Ohrs ist ein komplizierter Ort mit vielen Windungen, Kurven und vielen funktionierenden Teilen. Daher verwenden Mediziner viele Fachbegriffe, um zu beschreiben, was dort vor sich geht. Glücklicherweise ist die Liste der Grundwörter und Suffixe (hier gibt es keine Präfixe) recht überschaubar. Sehen Sie sich dazu die Tabellen 12.4 und 12.5 an!

Wortstamm	Bedeutung
akust/o	sich auf den Hörvorgang beziehend
audi/o, audit/o	sich auf den Hörvorgang beziehend
aur/o, aur/i	sich auf das Ohr beziehend
bar/o	Druck, Gewicht
cerumin/o	Cerumen (Ohrenschmalz)
cochle/o	Cochlea (Hörschnecke)
mastoid/o	Knochenbereich hinter dem Ohr, relevant bei Infektionen (Mastoiditis)
myring/o	Trommelfell, Paukenhaut
ot/o	Ohr
son/o	sich auf Klang oder Schall beziehend
tympan/o	Trommelfell, Mittelohr

Tabelle 12.4: Wortstämme für das akustische System

Suffix	Bedeutung
-cusis	bezieht sich auf das Hörvermögen
-gramm	Aufzeichnung
-itis	Entzündung
-metrie	Verfahren zur Messung
-otomie	operative Eröffnung, Einschnitt
-phonia	Stimme, Sprachlaut
-rrhö	Ausfluss oder Fluss
-skop	Instrument zur visuellen Untersuchung

Tabelle 12.5: Suffixe für den Hörvorgang

Alles hängt zusammen: Weitere anatomische Begriffe

Tabellen, Tabellen und noch mehr Tabellen – wie Sie sehen, ist dieses Kapitel randvoll mit wichtigen Begriffen, die Sie bezüglich der Sinne kennen sollten oder könnten, und es hört leider an dieser Stelle noch nicht auf. Allein das Auge hat hier eine eigene Liste mit zusätzlichen Vokabeln (siehe Tabelle 12.6). Gut durchatmen und … weiter geht es!

Wort	Bedeutung
Akkommodation	Anpassung der Linse, um auf die Netzhaut zu fokussieren
Astigmatismus	Stabsichtigkeit, unregelmäßige Brechung der Lichtstrahlen
binokular	sich auf beide Augen beziehend
Blepharitis	Entzündung der Augenlider
corneal, korneal	die Hornhaut (Cornea) betreffend
Diplopie	Doppeltsehen
Hyperopie	Weitsichtigkeit
Keratitis	Entzündung der Hornhaut
Keratokonus	nichtentzündliche Ausdünnung und kegelförmige Verformung der Hornhaut
Keratometer	Instrument zur Messung der Hornhautkrümmung, das bei der Anpassung von Kontaktlinsen verwendet wird
Konjunktivitis	Entzündung der Bindehaut
Myopie	Kurzsichtigkeit
Nyktalopie	schlechte Sicht bei Nacht oder bei schwachem Licht (Nachtblindheit)
Ophthalmalgie	Schmerzen im Auge

Wort	Bedeutung
ophthalmisch	zum Auge gehörend
Ophthalmologe	Facharzt für Augenheilkunde
Ophthalmologie	Lehre von den Erkrankungen und der Behandlung des Auges
Ophthalmoskop	Instrument zur visuellen Untersuchung des Augeninneren
Optiker	fertigt und passt Sehhilfen an
Optometer	Instrument zur Messung der Sehkraft und des Sehvermögens
Optometrist	untersucht Sehschärfe und korrigiert (kein Arzt)
Optometrie	Messung der Sehschärfe und Verschreibung von Sehhilfen
Presbyopie	Sehschwäche als Folge des Alterungsprozesses

Tabelle 12.6: Begriffe für den Sehvorgang

Hoffentlich schwirrt Ihnen jetzt noch nicht der Kopf von den vielen neuen Begriffen. Wenn doch, machen Sie eine noch eine kurze Pause, bevor Sie mit der nächsten großen Wortliste fortfahren, die eine ganze Reihe von Begriffen aus dem Bereich der Audiologie enthält (siehe Tabelle 12.7).

Wort	Bedeutung
Akumeter	Instrument zur Messung des Hörvermögens (heute meist durch Audiometer ersetzt)
Audiologe	Spezialist für Hörstörungen, Hörtests und Rehabilitation
Audiologie	die Lehre vom Hören
aural	das Ohr betreffend
Otitis media purulente	eitrige Entzündung des Mittelohrs
Otologe	Arzt für Erkrankungen des Ohrs
Otologie	die Lehre vom Ohr
Otorhinolaryngologie	Lehre und Behandlung von Erkrankungen und Störungen des Ohrs, der Nase und des Rachens (HNO-Heilkunde)
Otorhinolaryngologe	Facharzt für Hals-Nasen-Ohren-Heilkunde
Otorrhoe	pathologischer Ausfluss aus dem Ohr
Otoskop	Instrument zur visuellen Untersuchung des Ohrs
seröse Otitis media	Ansammlung von wässriger Flüssigkeit im Mittelohr (Paukenerguss)
Tympanometer	Instrument zur Messung der Trommelfellbeweglichkeit
Tympanometrie	Messung der Bewegung des Trommelfells

Tabelle 12.7: Begriffe für den Hörvorgang

Teil IV
Die Terminologie zentraler physiologischer Systeme

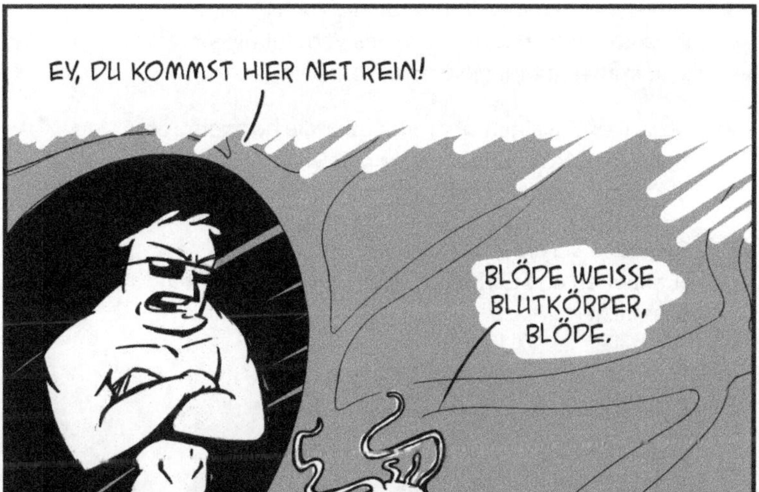

IN DIESEM TEIL ...

- Lernen Sie die wichtigsten Strukturen des Herz-Kreislauf-Systems und des Lymphsystems kennen
- Erklären wir die Begriffe, die Sie für die Funktionsweise der Atmungsorgane kennen sollten
- Bewegen wir uns weiter »kaudal«: Auch Organe, Prozesse und Erkrankungen des Verdauungssystems sind immer gut für viele neue Vokabeln.
- Gewinnen Sie einen Überblick über die hormonproduzierenden Drüsen des endokrinen Systems und über die zugehörigen Fachbegriffe
- Erkunden Sie die grundlegenden Strukturen, Funktionen und Fachtermini, die das Nervensystem ausmachen

IN DIESEM KAPITEL

Wie Herz, Blutgefäße und Lymphknoten zusammenarbeiten

Wortstämme, Präfixe und Suffixe für dieses System

Häufige Herz-Kreislauf- und Lympherkrankungen

Begriffe für die Diagnose von Problemen und Operationen verstehen

Kapitel 13

Ihr Herzstück: Das kardiovaskuläre System und das Lymphsystem

Haben Sie sich schon einmal gefragt, woher wir frisches, sauberes Trinkwasser bekommen? Ein riesiges Netz aus Seen, Stauseen, Pump- und Kläranlagen sowie Rohrleitungen versorgt uns mit dem lebenswichtigen Element Wasser. Wir wiederum nutzen es zum Trinken, Kochen, Reinigen und für eine Vielzahl anderer Aufgaben.

Ihr *kardiovaskuläres System* funktioniert gar nicht so viel anders. Stellen Sie sich Ihr Herz als eine große zentrale Pumpstation vor, die den Rest Ihres Körpers mit wertvoller Flüssigkeit versorgt – hauptsächlich mit Blut. Das Blut transportiert Sauerstoff und Nährstoffe zu den Körpergeweben und sammelt auf dem Rückweg Kohlenstoffdioxid und andere Abfallstoffe, die ausgeschieden werden müssen, wieder ein. Das ergänzende *Lymphsystem* können Sie sich als eine Art Kläranlage vorstellen, die das, was davor nutzlos war, reinigt und zu klarer, sauberer Flüssigkeit aufbereitet.

So funktioniert das kardiovaskuläre System

Obwohl das Herz die Hauptrolle in diesem groß angelegten Drama namens »Ihr Körper« spielt, könnte es seine Arbeit ohne eine starke Besetzung von Nebendarstellern nicht erfüllen: Blut, Blutzellen und Gefäße. Das separate, aber komplementäre *Lymphsystem* funktioniert wie Platzanweiser in einem Theaterstück, die am Ende der Vorstellung nicht mehr benötigte, aber nützliche Personen aus dem Saal führen. Keine dieser Komponenten kann allein funktionieren, denn ohne die »Nebendarsteller« läuft auch auf dieser Bühne gar nichts.

Das wichtigste Organ des *kardiovaskulären Systems* (auch *Herz-Kreislauf-System* genannt) ist natürlich das Herz, dessen Hauptaufgabe darin besteht, das Blut ungehindert durch die Venen fließen zu lassen. Durch seine Pumpbewegung erzeugt das Herz einen Druck, der das Blut über ein System von Arterien und Venen durch den Körper transportiert. Dieses System reicht von der Mitte Ihrer Brust bis in die äußersten Regionen Ihrer Gliedmaßen und wieder zurück und sorgt dafür, dass lebenswichtige Blutzellen durch Ihren gesamten Körper transportiert werden.

Das *Lymphsystem* ergänzt die Funktionen des Herz-Kreislauf-Systems, indem es Lymphflüssigkeit über ein venenähnliches System durch den Körper transportiert. Die Lymphflüssigkeit fließt durch eine Gruppe von Gefäßen, Kanälen und Knoten, die die Flüssigkeit filtern, bevor sie wieder in den Blutkreislauf gelangt. In diesem Kapitel erfahren Sie mehr über die einzelnen Bestandteile dieser beiden leistungsstarken Systeme und lernen die spezifischen Fachbegriffe kennen.

Das Griechische spielt eine Rolle in der Herkunft des Wortes für Herz, *cardium*. Dieses Wort, das Sie in diesem Kapitel noch gut kennenlernen werden, stammt vom griechischen Wort *kardia*. Cardium hat noch andere Bedeutungen in den allgemein bekannten Formen cardi und cardio. Aber täuschen Sie sich nicht, es handelt sich immer um denselben Wortstamm.

Lernen Sie nun die einzelnen Akteure kennen, die für das Pumpen des roten Lebenssaftes verantwortlich sind, der Sie jeden Tag am Leben hält. Jeder hat seine eigene spezielle Funktion und die dazugehörige Fachterminologie. Wenn Sie sich nur durch Arztserien im Fernsehen mit medizinischer Terminologie auskennen, brauchen Sie keine Angst zu haben. Betrachten Sie diesen Abschnitt einfach als Crashkurs in Sachen Herz-Kreislauf-System.

Das Herz

Um das Herz zu erkunden, betrachten Sie drei Komponenten: Schichten, Kammern und Klappen. Zusammen bilden diese Elemente den stärksten Muskel des Körpers. Dieser Muskel befindet sich links von der Mittellinie Ihrer Brustmitte, ist etwa so groß wie Ihre Faust und pumpt ununterbrochen Blut durch Ihre Blutgefäße. Der grobe Aufbau der Herz-Vorderansicht ist in Abbildung 13.1 gezeigt.

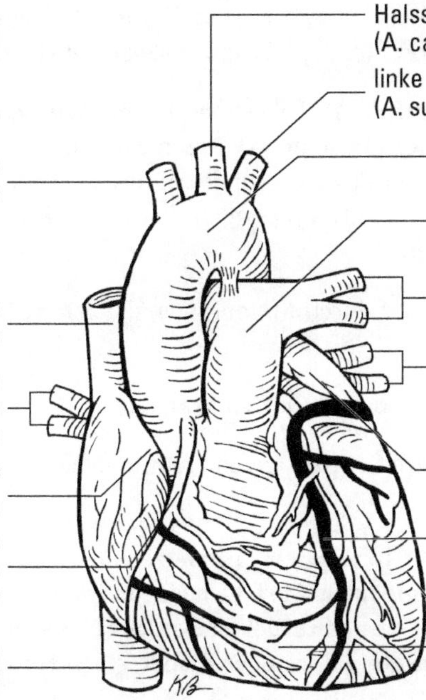

Abbildung 13.1: Vorderansicht des Herzens (© Illustration von Kathryn Born)

Das *Herz* (*Kardia*) ist von dem mit Flüssigkeit gefüllten *Herzbeutel* (*Perikard*) umgeben, der sich in der Brusthöhle links von der Medianlinie befindet. Es besteht aus drei wichtigen Gewebeschichten, von denen jede eine einzigartige Aufgabe bei den täglichen Aktivitäten Ihres lebenswichtigsten Organs erfüllt:

- **Endokard:** Herzinnenhaut. *Endo-* ist die griechische Vorsilbe für »innerhalb«. Diese Schicht kleidet die Herzkammern und -vorhöfe aus und überzieht die Herzklappen.

- **Epikard:** *Epi-* ist die griechische Vorsilbe für »auf«. Dies ist die äußere Schicht des Herzens.

- **Myokard:** *Myo-* ist die griechische Vorsilbe für »Muskel«. Diese dicke, mittlere Schicht ist der eigentliche Herzmuskel.

Die vier Hohlräume im Herzen werden Kammern genannt. Es gibt zwei Arten von Kammern:

- **Herzvorhof (Atrium cordis)**: Der Begriff »Atrium« stammt vom griechischen Wort »atrion« (Halle). Der rechte und der linke Vorhof sind die beiden oberen Herzkammern, in die das Blut ins Herz eintritt. Herzklappen verbinden jeden Vorhof mit den darunter liegenden Herzkammern.

- **Ventrikel:** Der Begriff »Ventrikel« stammt vom lateinischen Wort »venter« ab, was »kleiner Bauch« bedeutet. Der rechte und der linke Ventrikel sind dicke Kammern, die für das Pumpen des Blutes zuständig sind. Die Vorhöfe nehmen das Blut aus dem Körper auf, und die Ventrikel pumpen das Blut zurück in den Körper.

Die vier Herzkammern sind durch Membranen, die *Septen* (Singular: Septum), voneinander getrennt.

- Das **Vorhofseptum** trennt die beiden Vorhöfe.

- Das **interventrikuläre Septum** trennt die beiden Herzkammern voneinander.

Die *Herzklappen* sind die Torwächter des Herzens und sorgen dafür, dass das Blut in die richtige Richtung fließt. Sie lassen eine bestimmte Menge Blut in jede Kammer und verhindern, dass es zurückfließt. Das Schöne an der Terminologie der Herzklappen ist, dass der Name jeder Klappe einen Hinweis auf ihren Aufbau gibt.

- **Bikuspidalklappe** (auch *Mitralklappe* genannt): Die Vorsilbe *Bi-* weist darauf hin, dass diese Klappe zwei Segel hat (*Segelklappe*).

- **Pulmonalklappe** und **Aortenklappe**: Beide sind Semilunarklappen mit halbmondförmigen Taschen – nach »semi« (Teil) und »lunar« (Mond) benannt (*Taschenklappen*).

- **Trikuspidalklappe**: Die Vorsilbe *Tri-* weist darauf hin, dass diese Klappe drei Segel hat (*Segelklappe*).

Die Blutgefäße

Das aus Arterien und Arteriolen, Venen und Venolen sowie Kapillaren bestehende ausgedehnte Netz von *Blutgefäßen* beginnt am Herzen und erstreckt sich über den gesamten Körper bis in die Fingerspitzen und Zehenspitzen. Zusammen transportieren diese verschiedenen Gefäßtypen das vom Herzen gepumpte Blut durch den Körper.

Das arterielle System

Das arterielle System besteht aus Arterien und Arteriolen (kleineren Arterien). Das griechische Wort »aer« ist die Grundlage für das Wort »Arterie« und bedeutet »Luft«. In Kombination mit »terein« (bewahren) ergibt sich das Wort »Arterie«. Ausgehend von der größten Arterie, der *Aorta*, transportieren die Arterien sauerstoffreiches Blut vom Herzen zu den Arteriolen und dann weiter zu den Kapillaren, wo der Gasaustausch (Sauerstoff und Kohlenstoffdioxid) stattfindet.

Das Venensystem

Das *Venensystem* besteht aus Venen und *Venolen* (kleinen Venen). Die *Venen* sind die Arbeitstiere des Gefäßsystems und transportieren sauerstoffarmes Blut zurück zum Herzen. Die Reise endet damit, dass das Blut aus dem Kopf und dem Oberkörper über die größten Venen des Körpers, die obere *Hohlvene*, und aus dem Unterkörper über die untere Hohlvene zum Herzen zurückgeführt und in den rechten Vorhof aufgenommen wird. Die *Lungenvenen* transportieren sauerstoffreiches Blut aus den Lungen zurück zum Herzen.

Klein, aber wichtig: Die Kapillaren

Wenn Sie sich eine Karte des Blutgefäßsystems ansehen, werden Sie feststellen, dass *Kapillaren* mit einem Durchmesser von 0,005 bis 0,01 Millimetern so unglaublich klein sind, dass rote Blutzellen sie nur einzeln passieren können. Es ist also kein Zufall, dass das Wort »Kapillare« – es stammt aus dem Lateinischen – »haarähnlich« bedeutet. Diese winzigen Gefäße schließen die Lücke zwischen Arteriolen und Venolen und sorgen so für einen kontinuierlichen Blutaustausch (siehe Abbildung 13.2).

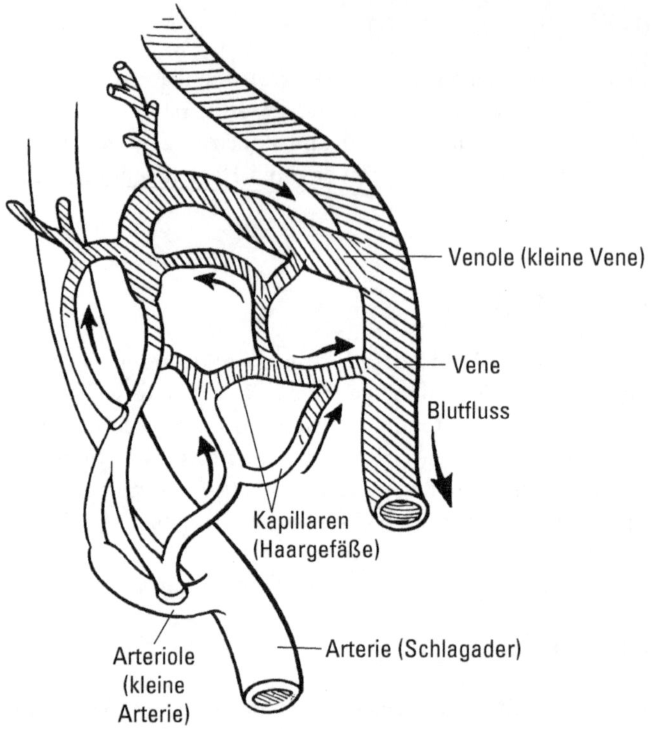

Abbildung 13.2: Austausch zwischen Arterie, Vene und Kapillare
(© Illustration von Kathryn Born)

Die Zusammensetzung des Blutes

Was fällt Ihnen spontan ein, wenn Sie an Blut denken? – Vermutlich die Farbe, mal hellrot, mal dunkelrot, und insgesamt etwas zähflüssig. Aber was macht das Blut aus? Die *Zusammensetzung* Ihres Blutes umfasst mehr als nur die offensichtlichen roten Blutzellen, die ihm die Farbe verleihen. Ein großer Teil Ihres Blutes besteht aus Plasma, das wiederum größtenteils aus Wasser besteht. Die roten und weißen Blutzellen sowie die Blutplättchen bilden den Rest, also die festen Bestandteile des Blutes.

- **Blutplasma:** Plasma besteht größtenteils aus Wasser, ein kleiner Anteil besteht aus Proteinen, Nährstoffen, Abfallstoffen und Gasen. Albumin, Fibrinogen und Immunglobuline sind Proteine, die im Plasma vorkommen.

- **Blutplättchen (Thrombozyten):** Sie sind quasi die »Sanitäter« des Körpers und kümmern sich um Schäden aller Art. Thrombozyten leiten den *Gerinnungsprozess* ein und verhindern, dass Sie zu viel Blut aus einem beschädigten Gefäß verlieren.

- **Rote Blutzellen (Erythrozyten):** Sie enthalten *Hämoglobin*, einen Komplex aus vier Proteinen, einem Häm-Molekül und Eisen. Rote Blutzellen transportieren Sauerstoff durch den Körper und bringen Kohlenstoffdioxid wieder zurück zur Lunge.

- **Weiße Blutzellen (Leukozyten)** sind so etwas wie die Feuerwehr des Körpers – wenn es irgendwo »brennt«, weil Eindringlinge sich ausbreiten und Entzündungen verursachen, bekämpfen Leukozyten die Invasoren im Blut, in der Gewebeflüssigkeit und in der Lymphflüssigkeit.

Der Blutstrom im Körper

Venen transportieren das Blut über die obere und untere *Hohlvene* zurück zum Herzen. Die obere Hohlvene (*V. cava superior*) leitet das Blut aus dem Oberkörper in den rechten Vorhof, die untere Hohlvene (*V. cava inferior*) transportiert das Blut aus dem Unterkörper in den rechten Vorhof, der es dann in die rechte Herzkammer abgibt. Die Herzkammer kontrahiert und pumpt so das Blut in die Lungenarterie.

Das lateinische Wort für »Lunge« ist »pulmon«. Die *Lungenarterien* (Singular: *Arteria pulmonalis*) transportieren das Blut zu den Lungen, wo es mit Sauerstoff angereichert wird. Von dort bringen die *Lungenvenen* (Singular: V. pulmonalis) das sauerstoffreiche Blut zurück zum linken Vorhof, der es dann in die linke Herzkammer befördert, die das Blut in die Aorta pumpt.

Den Begriff »Aorta« (»die Heberin«) verdanken wir übrigens Aristoteles, der dieses Blutgefäß aufgrund der umgedrehten Krümmung der Arterie so benannte.

Der Herzzyklus

All dieses Pumpen und Bewegen des Blutes erfolgt rhythmisch. Der *Herzzyklus* wird durch den natürlichen Schrittmacher des Herzens, den *Sinusknoten* (SA-Knoten), gesteuert. Die elektrischen Impulse werden über den *Atrioventrikularknoten* (*AV-Knoten*), das *His-Bündel* und die *Purkinje-Fasern* weitergeleitet und lösen die rhythmische Kontraktion der Herzkammern aus.

Der Herzzyklus besteht aus zwei Phasen:

- ✔ Die **Diastole** ist die Ruhephase, in der das Herz ruht und sich mit Blut füllt.
- ✔ Die **Systole** ist die Phase, in der sich die Herzkammern zusammenziehen und Blut ausstoßen, wodurch während der Herzkontraktion Druck auf die Arterienwände ausgeübt wird.

Systole und Diastole teilen sich den griechischen Wortstamm *stole*, was so viel wie »senden« bedeutet. Der Unterschied liegt in der Vorsilbe. *Dia-* bedeutet »auseinander», während *Sy-* »zusammen« bedeutet. Wenn Sie das wissen, bereiten Ihnen die Begriffe keine Probleme mehr!

Wie das Lymphsystem funktioniert

Obwohl es am ehesten mit der Immunität in Verbindung gebracht wird, behandeln wir das *Lymphsystem* im selben Kapitel wie das kardiovaskuläre System, und das aus einem guten Grund. Beide Systeme sind ähnlich aufgebaut und eng miteinander verbunden, denn die Lymphflüssigkeit wird nach der Reinigung durch die Lymphknoten wieder direkt in den Blutkreislauf eingespeist. Lymphgefäße sind ähnlich wie Blutgefäße angeordnet, dienen jedoch dazu, den Körper von Verunreinigungen zu befreien.

Die Lymphgefäße

Die *Lymphgefäße* tragen ihren Namen aufgrund der Flüssigkeit in diesen Gefäßen, die – für Sie nicht überraschend! – *Lymphe* heißt. Interessanterweise steckt im Wort »Lymphe« der griechische Begriff »nymphe«, der eine schöne Jungfrau beschreibt. Das Wort nahm schließlich lateinische Wurzeln an, als das »n« durch »l« ersetzt wurde. Da die Lymphflüssigkeit eine klare, saubere Flüssigkeit ist und »Lymphe« sich auf »Nymphe« reimt, war der Übergang für lateinische Wortschmiede naheliegend.

Die Lymphgefäße sind eng mit den Blutgefäßen verflochten; sie sammeln Proteine und das Wasser ein, das kontinuierlich aus dem Blut in die Gewebeflüssigkeit gefiltert wird, und führen alle Reste aus dem Gewebe wieder dem Blut zu.

Die Lymphknoten

Die *Lymphknoten* (im Singular *Nodus lymphaticus*) ähneln kleinen Bohnen und liegen verstreut überall im gesamten Körper. Wir werden weiter hinten in diesem Kapitel noch näher auf die Funktion der Lymphknoten eingehen, aber hier geht es zunächst einmal nur um die Lage. Je nach ihrer Lage werden Lymphknoten (siehe Abbildung 13.3) unterschiedlich bezeichnet, wie zum Beispiel:

- **Axilläre Lymphknoten**: in der Achselhöhle und im oberen Brustbereich
- **Leistenlymphknoten**: in der Leistengegend (*inguinale* Lymphknoten)
- **Zervikale Lymphknoten**: im Halsbereich

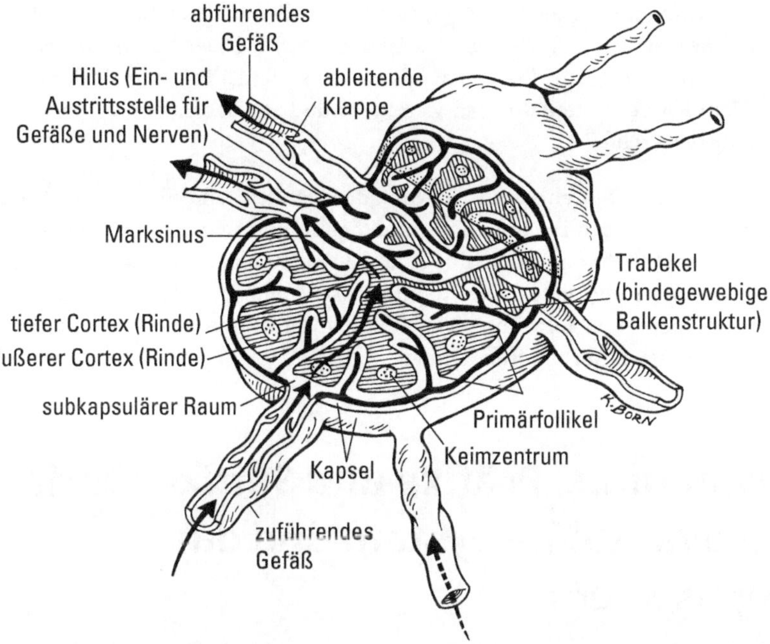

Abbildung 13.3: Anatomie eines Lymphknotens im Querschnitt (© Illustration von Kathryn Born)

Das Lymphsystem

Das Lymphsystem ist maßgeblich an der Infektabwehr beteiligt. Es transportiert Lymphozyten – eine Untergruppe der weißen Blutzellen (WBC für englisch »white blood cells«) – und verteilt sie im gesamten Körper (siehe dazu auch Kapitel 11). In den Lymphknoten werden Lymphozyten bei Kontakt mit Erregern aktiviert und vermehren sich. Die aktivierten Lymphozyten erkennen und bekämpfen Antigene (Fremdstoffe, die eine Immunreaktion auslösen), die über Blut- und Lymphgefäße zirkulieren.

Die Lymphflüssigkeit gelangt auf ihrem Weg durch den Körper in die Lymphknoten, wird dort durch *Sinusräume* gefiltert und nur über ein einziges Gefäß wieder in den Blutstrom abgeleitet. Dieses Filtersystem reinigt die Lymphflüssigkeit von allen unerwünschten Stoffen: Bakterien, Fremdpartikeln und entarteten Körperzellen. Die Lymphknoten zerstören eindringende Zellen und nehmen die Partikel in einem Prozess auf, der als *Phagozytose* bezeichnet wird. Der *Ductus thoracicus* (*Milchbrustgang*) ist das größte Gefäß des Lymphsystems. Er sammelt die Lymphe aus dem Körper unterhalb des Zwerchfells und aus der linken Körperhälfte oberhalb des Zwerchfells.

Nebenorgane dieses Systems sind die Milz, die Mandeln und die Thymusdrüse. Die *Milz* vergrößert sich bei Infektionskrankheiten und schrumpft im Alter. Ein Teil der Phagozytose findet in der Milz statt. Die *Mandeln* (Tonsillen) filtern Bakterien und Fremdstoffe heraus. Die Thymusdrüse ist ein zentrales Organ der Immunabwehr: Hier reifen T-Lymphozyten, die später entartete oder infizierte Körperzellen erkennen und zerstören können.

Wortstämme, Präfixe und Suffixe für das kardiovaskuläre System und das Lymphsystem

Nachdem Sie nun die einzelnen Teile des kardiovaskulären Systems und des Lymphsystems etwas besser kennengelernt haben, ist es an der Zeit, Ihr Wissen in die Praxis umzusetzen. In Tabelle 13.1 finden Sie eine ganze Reihe von Wortstämmen, Präfixen und Suffixen für dieses System.

Wortstamm	Bedeutung	Beispiel
angi/o	Gefäß	Angiogramm (Röntgenaufnahme der Blutgefäße)
aort/o	Aorta	aortal (die Aorta betreffend)
arteri/o	Arterie	Arteriosklerose (Gefäßverhärtung)
arteriol/o	Arteriolen	Arteriolitis (Entzündung der Arteriolen)
ather/o	Fett, Plaque	Atherosklerose, plaquebedingte Ablagerung in Gefäßen
atri/o	Vorhof	atrioventrikulär
cardi/o, kardi/o	Herz	Kardiomegalie
coron/o, koron/o	Herz	koronar (das Herz betreffend)
embol/o	Embolus (Gefäßpropf)	Embolektomie (operative Entfernung eines Embolus)
hämangi/o	Blutgefäß	Hämangiom (gutartiger Gefäßtumor)
myokardi/o	Myokard (Herzmuskel)	Myokarditis (Entzündung des Herzmuskels)
ox/o, ox/i	Sauerstoff	Oximeter (zur Messung des Sauerstoffgehaltes im Blut)
phleb/o	Vene	Phlebitis (Venenentzündung)
pulmon/o	Lunge	pulmonal (die Lunge betreffend)
skler/o	Verhärtung	Sklerotherapie
sphygm/o	Puls	Sphygmomanometer (Blutdruckmessgerät)
thromb/o	Gerinnsel	Thrombus (Blutgerinnsel)
valv/o, valvul/o	Klappe	valvulär (die Herzklappen betreffend)
vas/o	Gefäß	Vasokonstriktion (Gefäßverengung)
ven/o	Vene	Venotomie (operativer Eingriff in eine Vene)
venul/o	Venole	Venulitis (Entzündung der Vernolen)
ventricul/o	Herzkammer	ventrikulär (die Herzkammer betreffend)
Präfix oder Suffix	**Bedeutung**	**Beispiel**
brady-	langsam	Bradykardie (verlangsamter Herzschlag)
tachy-	schnell	Tachykardie
-graf	Gerät zur Aufzeichnung	Elektrokardiograf
-grafie	Vorgang der Aufzeichnung	Elektrokardiografie (EKG-Aufzeichnung)
-gramm	Bild oder fertige Aufzeichnung	Elektrokardiogramm (EKG)

Tabelle 13.1: Aufschlüsselung der Begriffe für das kardiovaskuläre System

Tabelle 13.2 listet Wortstämme und Suffixe auf, die sich auf das Lymphsystem beziehen.

Wortstamm	Bedeutung
aden/o	Drüse
bas/o	basisch (basophil = basisch anfärbbar)
eosin/o	rötlich, rosig (eosinophil =mit Eosin färbbar
erythr/o	rot
granul/o	Körnchen
häm/o, hämat/o	Blut
immun/o	Schutz, Immunität
kary/o	Zellkern
leuk/o	weiß
lymph/o	Lymphe
lymphaden/o	Lymphknoten
lymphangi/o	Lymphgefäße
mon/o	eins, einfach
morph/o	Form, Gestalt
myel/o	Knochenmark
nekr/o	Tod
neutr/o	neutral (neutrophil = neutral anfärbbar)
nukle/o	Zellkern
sider/o	Eisen, eisenhaltig
spher/o	kugelig, rund
splen/o	Milz
thromb/o	Gerinnsel
thym/o	Thymusdrüse
tonsill/o	Mandeln
Suffix	**Bedeutung**
-ämie	Blutveränderung
-apherese	Entfernung
-blast	unreife Zelle
-globin, -globulin	globuläres Protein
-megalie	Vergrößerung
-phorese	Transport, Übertragung
-poese	Bildung, Blutbildung
-stase	Stillstand, Stauung
-zytose	Zustand der Zellen

Tabelle 13.2: Wortstämme und Suffixe für das lymphatische System

Vermutlich könnte man Hunderte von medizinischen Begriffen unter Verwendung der in den vorherigen Tabellen genannten Wortstämme, Präfixe und Suffixe bilden, aber das wollen wir Ihnen nun wirklich nicht zumuten! Tabelle 13.3 listet zumindest einige der gängigen Begriffe aus dem Bereich des kardiovaskulären Systems und des Lymphsystems auf.

Wort	Bedeutung
Antikoagulans	Mittel, das die Blutgerinnung hemmt
Aorta	größte Schlagader des Körpers
Atrium	Herzvorhof (rechte und linke Vorkammer)
Auskultation	Abhören von Körpergeräuschen mit einem Stethoskop
Blutdruck	Druck, den das Blut auf die Gefäßwände ausübt
Diastole	Entspannungsphase des Herzschlags
Endokard	innere Auskleidung der Herzkammern und -vorhöfe
Erythrozyt	rote Blutzelle, transportiert Sauerstoff
Hämatologe	Facharzt für Blutkrankheiten
Hämatologie	Lehre vom Blut
Hämolyse	Auflösung/Abbau roter Blutkörperchen
Hämostase	Blutstillung
Hohlvene	größte Venen, führen Blut ins rechte Herz
Immunglobuline	von Plasmazellen gebildete Antikörper
Kapillare	kleinste Blutgefäße
kardial	das Herz betreffend
Kardiologe	Arzt, der Herzerkrankungen untersucht und behandelt
Kardiologie	Lehre vom Herzen und seinen Erkrankungen
kardiopulmonale Reanimation (CPR)	Notfallmaßnahme bei Herzstillstand
Koronararterien	Herzkranzgefäße, die das Herz mit Sauerstoff versorgen
Perkussion	mit den Fingern auf die Körperoberfläche klopfen, um die Dichte des darunter liegenden Bereichs zu bestimmen
Peyer-Plaques	lymphatisches Gewebe im Dünndarm, Immunfunktion
Pulmonalarterie	führt sauerstoffarmes Blut vom Herz in die Lunge
Pulmonalkreislauf	Blutfluss Herz–Lunge–Herz
Pulmonalvene	führt sauerstoffreiches Blut von der Lunge ins Herz
Sinusknoten (SA-Knoten)	natürlicher Schrittmacher des Herzens
Sphygmomanometer	Blutdruckmessgerät (Manschette + Messskala)
systemischer Kreislauf	Blutfluss Herz–Körper–Herz
Systole	Kontraktionsphase des Herzschlags
Thrombozyten	Blutplättchen, wichtig für Blutgerinnung

Tabelle 13.3: Vokabeln des kardiovaskulären Systems und des Lymphsystems

IN DIESEM KAPITEL

Wie Ihr Atmungssystem funktioniert

Wortstämme, Präfixe und Suffixe

Häufige Beschwerden, Erkrankungen und Diagnosen verstehen

Kapitel 14

Einfach mal Luft holen: Das Respirationssystem

Im Laufe des Tages denken Sie wahrscheinlich nie darüber nach, ob Sie jetzt einatmen oder ausatmen müssen – oder höchstens, wenn Sie schnell eine Treppe hinauflaufen oder ein Fan des Apnoe-Tauchens sind.

Da der Atemzyklus kontinuierlich und konstant ist, wird er manchmal leicht als selbstverständlich angesehen. Atmen ist etwas, worüber man nicht viel nachdenkt, weil es automatisch abläuft. Die Billionen von Zellen Ihres Körpers benötigen nun einmal Sauerstoff und müssen Kohlenstoffdioxid abgeben, und dieser Gasaustausch wird durch das Atmungssystem gewährleistet.

So funktioniert das Atmungssystem

Die Luft enthält etwa 21 Prozent Sauerstoff, der durch die Nase eingeatmet wird, in die Lunge gelangt, dort in die Lungenbläschen strömt und in winzige Kapillargefäße übergeht, die die Lungenbläschen umgeben. Gleichzeitig gelangt Kohlenstoffdioxid – das Gas, das entsteht, wenn Nahrung in den Zellen mit Sauerstoff verbrannt wird – aus den Kapillargefäßen in die Lungenbläschen, um ausgeatmet zu werden. Die ausgeatmete Luft enthält noch etwa 16 Prozent Sauerstoff.

Die *äußere Atmung* findet zwischen der Außenumgebung und dem kapillaren Blutkreislauf der Lunge statt, während eine weitere Art der Atmung zwischen den Körperzellen und den sie umgebenden Kapillargefäßen stattfindet. Dieser

Vorgang wird als *innere* oder *zelluläre Atmung* bezeichnet. Die innere Atmung ist der Austausch von Gasen nicht in der Lunge, sondern in den Zellen aller Körperorgane. Sauerstoff gelangt aus dem Blutkreislauf in die Gewebezellen. Gleichzeitig gelangt Kohlenstoffdioxid aus den Gewebezellen in den Blutkreislauf und wird vom Blut zurück zu den Lungen transportiert, um ausgeatmet zu werden. Abbildung 14.1 veranschaulicht das Atmungssystem.

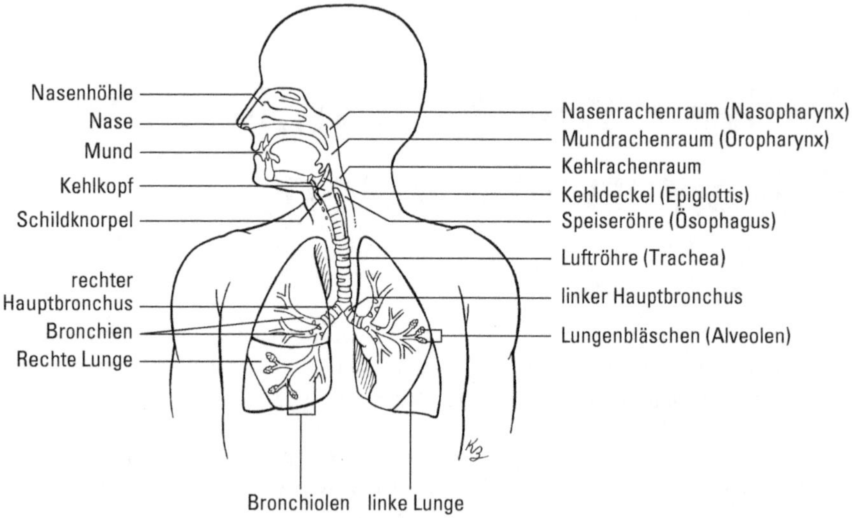

Abbildung 14.1: Anatomische Strukturen des Atmungssystems (© Illustration von Kathryn Born)

Wittern Sie Unheil? – Die Nase

Ja, auch die Nase ist immer gut für viele Begriffe, die es zu behalten gibt … Wenn Sie durch die *Nase* (*nasus*) einatmen, gelangt Luft über die äußeren *Nasenlöcher* (Plural: Nares) durch die *Nasenhöhle* (Cavum nasi) in den Körper. Diese Höhle ist mit einer Schleimhaut und feinen Härchen, den Zilien, ausgekleidet, die Fremdkörper wie Staub und Pollen herausfiltern, die Luft erwärmen und befeuchten. Die *Nasennebenhöhlen* (Singular: Sinus paranasalis) sind luftgefüllte Schleimhautsäckchen im Schädel, die mit der Nasenhöhle verbunden sind. Sie machen die Schädelknochen leichter und helfen bei der Tonerzeugung (deshalb klingt Ihre Stimme anders, wenn Ihre Nasennebenhöhlen verstopft sind). Die Nasennebenhöhlen sind mit einer Schleimhaut ausgekleidet und mit der Nasenhöhle verbunden. Bezeichnet sind die Nasennebenhöhlen jeweils nach den Knochen, in denen sie sich befinden: *Stirnhöhle* (Sinus frontalis), *Siebbeinzellen* (Singular: Cellula ethmoidalis), *Keilbeinhöhle* (Sinus sphenoidalis) und *Kieferhöhle* (Sinus maxillaris).

Rachen und Kehlkopf

Nach dem Passieren der Nasenhöhle gelangt die Luft in den *Rachen* (Pharynx), der aus drei Teilen besteht. Der *Nasenrachenraum* (Nasopharynx) liegt am nächsten zur Nasenhöhle und enthält die *Rachenmandeln* (Singular: Tonsilla pharyngea), Ansammlungen von Lymphgewebe, die bei Kindern, wenn sie vergrößert sind, die Atemwege verschließen können. Unterhalb des Nasenrachenraums, näher am Mund, befindet sich der *Mundrachen* (Oropharynx), in dem sich die Mandeln befinden, zwei runde Lymphgewebemassen. Der dritte Teil des Rachens ist der *Schlund* (Hypopharynx), wo der Rachen als gemeinsamer Durchgang für Nahrung aus dem Mund und Luft aus der Nase dient. Dieser Bereich ist in zwei Teile geteilt, in den *Kehlkopf* (Larynx) und in die *Speiseröhre* (Ösophagus, der Durchgang zum Magen). Der Kehlkopf führt nach unten zur *Luftröhre* (Trachea), von wo aus die Luft in die Lunge gelangt. Unser stimmbildender Apparat ist die *Glottis*, die aus den beiden *Stimmlippen* gebildet wird, in deren Mitte ein Spalt, die Stimmritze liegt. Töne entstehen, wenn Luft aus den Lungen durch die Glottis strömt und dabei Schwingungen verursacht. Wenn Nahrung aus dem Mund und Luft aus der Nase eintreten, kommen beide im Rachen zusammen.

Adenoide (adenoide Vegetationen) sind Vergrößerungen der Rachenmandel, die manchmal auch als *Polypen* bezeichnet werden. Der Begriff »adenoid« stammt vom Griechischen »aden« (Drüse) und »cidos« (ähnlich) ab. Die erste Adenoidoperation fand 1868 statt.

Die Luftröhre

Auf ihrem Weg zu den Lungen gelangt die Luft vom Kehlkopf in die *Luftröhre* (Trachea), einen zehn bis zwölf Zentimeter langen elastischen Schlauch mit einem Durchmesser von etwa 2,5 Zentimetern. Die Luftröhre wird durch 16 bis 20 Knorpelspangen verstärkt, die ihre Vorder- und Seitenwand stabilisieren. Oberhalb der Luftröhre liegt der Kehlkopf mit dem Schildknorpel, dessen Vorwölbung man als Adamsapfel sieht. Männliche Geschlechtshormone sorgen in der Pubertät dafür, dass der Adamsapfel bei Männern größer ausfällt als bei Frauen.

Die Bronchien

Die Luftröhre teilt sich in zwei Äste, die *Bronchien*. Jeder Bronchus (Singularform von Bronchien) führt zu einem der beiden Lungenflügel und teilt sich dort in kleinere und feinere Röhren auf, ganz ähnlich wie die Äste eines Baumes. Die kleinsten Bronchialäste werden *Bronchiolen* genannt. Am Ende der Bronchiolen befinden sich traubenartige Gruppen von Luftsäckchen, die *Alveolen* genannt werden. Jede Alveole besteht aus einer Epithelschicht; diese sehr dünne Wand ermöglicht den Gasaustausch zwischen den Alveolen und den sie umgebenden Kapillaren. Das durch die Kapillaren fließende Blut nimmt den Sauerstoff aus den Alveolen auf und gibt im Gegenzug Kohlenstoffdioxid an die Alveolen ab, das nun ausgeatmet wird. Das mit Sauerstoff angereicherte Blut transportiert den Sauerstoff dann zu allen Geweben des Körpers.

Bronchus stammt vom griechischen Wort »brecho« ab, was »gießen« oder »befeuchten« bedeutet. Die alten Griechen glaubten, dass die Speiseröhre feste Nahrung zum Magen bringt und die Bronchien Flüssigkeiten transportierten (was sie allerdings nicht tun, und schon gar nicht zum Magen!).

Die Lunge

Jede der beiden *Lungen* (Pulmo sinister und Pulmo dexter) ist von einer Membran umgeben, die *Pleura* genannt wird. Die äußere Schicht, die den Rippen am nächsten liegt, ist die *parietale* Pleura. Die innere Schicht, die den Lungen am nächsten liegt, ist die *viszerale* Pleura. Die Pleura ist von einer wässrigen Flüssigkeit bedeckt, die die Bewegung der Lungen in der *Brusthöhle* unterstützt. Die rechte Lunge ist etwas größer als die linke und in drei *Lungenlappen* (Lobi pulmonales) unterteilt: den rechten oberen (Lobus superior), den mittleren (Lobus medius) und den unteren (Lobus inferior) Lappen. Die linke Lunge hat nur zwei Lappen, den linken oberen und unteren Lappen. Um sich zu merken, wie viele Lappen jede Lunge hat, denken Sie daran, dass das Herz auf der linken Seite der Brust liegt und mehr Raum einnimmt, sodass hier nur Platz für zwei Lungenlappen bleibt.

Die Lunge erstreckt sich vom Schlüsselbein bis zum Zwerchfell in der Brusthöhle. Das *Zwerchfell* (Diaphragma) ist die muskuläre Trennwand, die die Brusthöhle von der Bauchhöhle trennt und den Atemvorgang unterstützt. Bei jedem Einatmen (*Inspiration*) kontrahiert sich das Zwerchfell und senkt sich. Diese Abwärtsbewegung des Muskels vergrößert den Brustraum, sodass Luft in die Lunge strömen kann, um den Druck auszugleichen. Wenn die Lunge gefüllt ist, entspannt sich das Zwerchfell und hebt sich, wodurch der Brustraum kleiner wird und der Luftdruck im Brustkorb steigt. Die Luft wird dann aus der Lunge ausgestoßen, um den Druck auszugleichen. Dies wird als Ausatmung oder *Exspiration* bezeichnet.

Eine *Atelektase*, vom griechischen »ateles« = nicht vollständig und »ektasis« = Ausdehnung, ist eine unvollständige Entfaltung beziehungsweise ein Kollaps von Lungenabschnitten. Das kann neonatal (zum Beispiel Surfactantmangel) auftreten, aber auch später – zum Beispiel postoperativ, bei Schmerzen, bei Bronchusverschluss durch Sekretpfropf oder Tumor. Dies kann dazu führen, dass die Alveolen kollabieren und die Sauerstoffversorgung des Blutes verringert wird.

Atmung kurz, nicht kurzatmig: Abkürzungen im respiratorischen System

Das Atmungssystem ist bekannt für einige, hm, doch eher langatmige Begriffe. Hier sind einige der gängigsten Abkürzungen, die Sie sich merken können, um die Kommunikation über Nase, Rachen, Kehlkopf, Luftröhre, Bronchien und Lunge ein wenig zu erleichtern.

A & P: Auskultation und Perkussion

ABG: arterielle Blutgasanalyse (Bestimmung des Sauerstoff- und CO_2-Gehaltes)

ARDS: akutes Atemnotsyndrom, verursacht durch Verletzung oder Erkrankung (Acute Respiratory Distress Syndrome)

COPD: chronisch obstruktive Lungenerkrankung (Chronic Obstructive Pulmonary Disease)

CPR: kardiopulmonale Reanimation

CXR: Röntgenaufnahme des Thorax (Chest X-ray)

HNO: Hals-Nasen-Ohren Heilkunde

PE: Lungenembolie (Pulmonalembolie)

PFT: Lungenfunktionstests zur Bestimmung der Lungenfunktion (Pulmonary Function Test)

SIDS: plötzlicher Kindstod (Sudden Infant Death Syndrome)

SOB: Kurzatmigkeit (Shortness of Breath)

TB: Tuberkulose

URI: Infektion der oberen Atemwege (Upper Respiratory Tract Infection)

Wortstämme, Präfixe und Suffixe der Atmung

Sie haben gerade alle einzelnen Teile des Atmungssystems kennengelernt, und auf keines dieser Teile könnten Sie verzichten, Die Nase ohne den Rachen oder die Lunge ohne die Bronchien wären nichts weiter als Ersatzteile, die für sich genommen keine Funktion erfüllen. Ebenso müssen die Teile medizinischer Begriffe nebeneinander existieren und zusammenwirken, damit wir ihre Bedeutung verstehen können (das war zwar ein ziemlich weiter gedanklicher Bogen, trifft aber schon den Kern der Sache). Präfixe, Suffixe und Wortstämme bilden auch im Respirationssystem sinnvolle Einheiten, mit deren Hilfe Sie die Bedeutung der Begriffe entschlüsseln können. In Tabelle 14.1. sind zunächst einmal die üblichen Präfixe aufgelistet – als eleganter Anfang für noch viel mehr Vokabeln.

Präfix	Bedeutung
an-, a-	ohne, fehlend
endo-	innerhalb
inter-	zwischen
intra-	in, innerhalb

Tabelle 14.1: Präfixe im Respirationssystem

Das ist eine kleine Liste, und Sie dürften diese Begriffe mittlerweile von anderen Listen kennen. Auch die Liste der Suffixe in Tabelle 14.2 sollte noch überschaubar sein.

Suffix	Bedeutung
-ar, -är	sich beziehend auf
-ektasie	Dehnung oder Erweiterung
-gramm	Aufzeichnung
-grafie	Prozess der Aufzeichnung
-itis	Entzündung
-kapnie	Kohlenstoffdioxidgehalt im Blut
-osmie	Geruch
-oxie	Sauerstoffversorgung
-phasie	Sprache
-phonie	Stimme, Ton
-pnoe	Atmung

Suffix	Bedeutung
-skop	Instrument zur visuellen Untersuchung
-skopie	visuelle Untersuchung
-stenose	Verengung oder Einschnürung
-stomie	Schaffung einer künstlichen Öffnung
-zentese	Punktion zur Entnahme von Flüssigkeit

Tabelle 14.2: Suffixe im Respirationssystem

Zu den häufig verwendeten Wortstämmen, die mit dem Atmungssystem in Verbindung stehen, gehören die in Tabelle 14.3 aufgeführten.

Wortstamm	Bedeutung
adenoid/o	Adenoid
alveol/o	Alveole, Luftsack
bronch/o	Bronchus
bronchi/o	Bronchie
bronchiol/o	Bronchiole
cyan/o, zyan/o	blau
epiglott/o	Kehlkopfdeckel
kapn/o	Kohlenstoffdioxid
koni/o	Staub
laryng/o	Kehlkopf (Larynx)
lob/o	Lappen
mediastin/o	Mediastinum
nas/o	Nase
ox/o, Ox/i	Sauerstoff
pector/o	Brust
pharyng/o	Rachen
phas/o	Sprache
phon/o	Stimme, Laut
phren/o	Zwerchfell
pleur/o	Pleura
pneum/o	Lunge, Luft, atmen
pulmon/o	Lunge
py/o	Eiter
respir/o, respirat/o	Atmen, Atmung
rhin/o	Nase
sept/o	Trennwand

Wortstamm	Bedeutung
spir/o	Atmen
steth/o	Brust
tonsill/o	Mandeln
trache/o	Trachea (Luftröhre)

Tabelle 14.3: Wortstämme des respiratorischen Systems

Wenn doch irgendwie alles zusammenhängt: Weitere anatomische Begriffe

Leider war das noch nicht alles, was im Bereich der Atmung an Begriffen kennen sollten! Wir haben noch jede Menge mehr in petto ... Beispielsweise bezeichnet *Pneumatologe* einen Arzt, der sich mit der Diagnose und Behandlung von Atemwegserkrankungen befasst. Ein mittlerweile ungebräuchlicher Begriff, heute werden Sie eher auf den *Pneumologen* stoßen, der aber die gleiche Arbeit macht!

Die *Luft*, die Sie atmen, besteht hauptsächlich aus Stickstoff (78,08 Prozent) und Sauerstoff (20,95 Prozent). Mengenmäßig folgen Edelgase wie Argon (0,93 Prozent) und Kohlenstoffdioxid (0,04 Prozent).

Zwei Gase sind für Ihren Stoffwechsel besonders relevant: der Sauerstoff (O_2), den Sie einatmen, und das Kohlenstoffdioxid (CO_2), das Sie beim Ausatmen wieder loswerden. *Sauerstoff* ist das Gas, das in der Lunge in den Blutkreislauf gelangt und zu allen Körperzellen transportiert wird; *Kohlenstoffdioxid* ist das Gas, das von den Zellen als Abfallprodukt des Stoffwechsels produziert und über die Lungen ausgeatmet wird.

Meistens herrscht eine gesunde Balance zwischen diesen beiden Gasen im Körper, aber es gibt auch Erkrankungen, bei denen diese Homöostase aus dem Gleichgewicht geraten ist. *Hyperkapnie* ist ein über dem Normalwert liegender Gehalt an Kohlenstoffdioxid im Blut, während *Anoxie* das vollständige Fehlen von Sauerstoff im Blut ist. Einige andere gesundheitliche Probleme im Zusammenhang mit dem Respirationssystem sind:

- **Aphonie:** Stimmlosigkeit
- **Apnoe:** Aussetzen (Atemstillstand) oder willentliches Anhalten der Atmung (wie beim Apnoe-Tauchen)

- **Bronchospasmus:** Verkrampfung der Bronchialmuskulatur, die aufgrund der Verengung der Atemwege Atemnot verursachen kann
- **Dysphonie:** Stimmstörung im Hinblick auf Qualität, Lautstärke oder Tragfähigkeit der Stimme
- **Dyspnoe:** Atemnot, Kurzatmigkeit
- **Eupnoe:** regelmäßige, ruhige Atmung
- **Hämoptyse:** blutiger Auswurf beim Husten
- **Hyperventilation:** zu schnelle/zu tiefe Atmung mit CO_2-Abfall im Blut
- **Hypoxämie:** mangelnder Sauerstoffgehalt im arteriellen Blut
- **Hypoxie:** Sauerstoffmangel im Körpergewebe
- **Mukös:** schleimig, schleimhaltig
- **Mukus:** Schleim
- **Nasopharyngeal:** Nase und Rachen betreffend
- **Orthopnoe:** Form der Dyspnoe, die nur im Sitzen/Stehen gelindert wird, Atmen im Liegen ist nicht möglich
- **Rhinorrhö:** Ausfluss aus der Nase, Naselaufen

Als Nächstes folgen einige Begriffe, die sich speziell auf die Beschreibung von Körperteilen und Funktionen des Atmungssystems beziehen. Machen Sie sich mit den folgenden einzelnen Komponenten des Systems etwas besser vertraut:

- **Adenoid:** Ansammlung von Lymphgewebe im Nasenrachenraum
- **Alveole:** Lungenbläschen
- **Apex:** oberer Teil der Lunge
- **Apikal:** den Scheitelpunkt betreffen, an der Spitze liegend
- **Bronchiolen:** kleinste Verzweigungen der Bronchien
- **Bronchodilatator:** bronchienerweiterndes Medikament
- **Bronchus:** Ast der Luftröhre, der als Durchgang zu den Lufträumen der Lunge dient

- **Zilien:** feine Härchen in den Schleimhäuten der Atemwege, die Schadstoffe abtransportieren können, indem sie nach kranial schlagen
- **Hilum**: Ein-/Austrittsstelle an der medialen Lungenfläche
- **Lungenlappen** (Singular: Lobus pulmonis): Die rechte Lunge hat drei Lappen, die linke nur zwei, denn die linke Lungenseite schafft Platz für das Herz.
- **Mediastinum:** Raum zwischen den Lungen in der Brusthöhle, der das Herz, die Aorta, die Speiseröhre und die Bronchien enthält

Nun zum Potpourri, dem Sammelsurium und allem, was sonst noch dazu gehört (und was wir nirgendwo sonst sinnvoll unterbringen konnten). Tabelle 14.4 enthält eine Zusammenstellung zusätzlicher Vokabeln, die Sie im respiratorischen System sonst noch kennen sollten.

Begriff	Bedeutung
Beatmungsgerät	mechanisches Gerät, das die Atmung unterstützt oder ersetzt, wenn der Patient nicht selbstständig atmen kann
Bronchodilatator (Broncholytikum)	Medikament, das vor allem bei COPD und Asthma eingesetzt wird, um die Bronchien zu weiten
Bronchokonstriktor	Stoff oder Substanz, die eine *Bronchokonstriktion* auslöst, also eine Verengung der Bronchien
Hyperventilation	zu schnelle/zu tiefe Atmung mit Abfall des CO_2-Gehalts im Blut
mukopurulent	sowohl Schleim als auch Eiter enthaltend
Oximeter	Gerät zur Messung des Sauerstoffgehalts im Blut
paroxysmal	anfallsartig, plötzlich
patent	offen, durchgängig
pulmonal	die Lunge betreffend
Rasselgeräusch (RG)	diskontinuierliche Atemnebengeräusche, die bei der Auskultation zu hören sind
Sputum	Sekret aus Lunge, Bronchien und Luftröhre, das ausgehustet und durch den Mund ausgestoßen wird
Vernebler	Gerät, das einen feinen Sprühnebel zur Behandlung von Atemwegserkrankungen erzeugt

Tabelle 14.4: Der Rest vom Fest: Gemischte Sammlung zum Thema Atmung

IN DIESEM KAPITEL

Wie Ihr Magen-Darm-System funktioniert

Wortstämme, Präfixe und Suffixe

Häufige Beschwerden, Erkrankungen und Diagnosen verstehen

Kapitel 15

Essenszeit! Das gastrointestinale System

Nach einem mehrgängigen Abendessen braucht man ja mitunter einen Gürtel mit vielen Löchern … Das *gastrointestinale System* (*GI-System,* auch *Magen-Darm-System* genannt) muss hart arbeiten, um all das Fleisch, die Kartoffeln und Salate in Bruchstücke umzuwandeln, die der Körper als Energiequelle nutzen kann. Gut, dass der Magen eine Art Vorratsbehälter ist – hier passt mehr rein, als der Körper aktuell braucht, und der Rest fällt unter »Ressourcen für schlechte Zeiten«. Die Magenkapazität eines Erwachsenen liegt durchschnittlich bei etwa 1,5 Litern, kann sich aber auf bis zu vier Liter ausdehnen. Damit ist allerdings Völlegefühl garantiert, und weite Gürtel sind definitiv in dieser Situation vorteilhaft.

Das *Verdauungssystem* bildet einen röhrenartigen Durchgang durch ein Labyrinth aus Organen und Körperhöhlen, der am Mund, dem Eingang der Nahrung in den Körper, beginnt und am Anus endet, wo feste Abfallstoffe den Körper verlassen. Das Verdauungssystem erfüllt drei Hauptfunktionen:

- ✔ Transport der Nahrung zur Verdauung
- ✔ Vorbereitung für die Aufnahme
- ✔ Transport von Abfallprodukten zur Ausscheidung

So funktioniert das Magen-Darm-System

Sie riechen und/oder sehen eine leckere Pizza, und schon allein damit beginnt die Verdauung – der Mund produziert Speichel in Erwartung einer leckeren Mahlzeit. Ihnen läuft sprichwörtlich das Wasser im Mund zusammen. Physiologisch betrachtet: Enzyme im Speichel warten nun darauf, dass sie mit der Arbeit beginnen können. Der *Speichel* befeuchtet zudem die Nahrung und hilft dabei, diese zu schlucken. Auf ihrem Weg durch den Magen-Darm-Trakt muss die Nahrung sowohl mechanisch als auch chemisch aufgespalten und verdaut werden. Verdauungsenzyme beschleunigen die chemische Reaktion und unterstützen die Aufspaltung oder *Verdauung* komplexer Nährstoffe aus der Nahrung. Bei diesem Prozess werden Proteine in *Aminosäuren* zerlegt, komplexe Zucker werden zu Einfachzuckern wie *Glukose* reduziert und große Fettmoleküle in *Fettsäuren* gespalten.

Die Absorption findet statt, wenn die verdaute (in kleine Moleküle zerlegte) Nahrung durch die Darmwand des Dünndarms aufgenommen wird. Über die Kapillaren der Dünndarmzotten gelangen wasserlösliche Nährstoffe – etwa Einfachzucker (Glukose) und Aminosäuren – direkt in den Blutkreislauf.

Fettsäuren und Triglyceride hingegen werden nach der Aufnahme in den Dünndarmzellen zu Chylomikronen verpackt und über die Lymphgefäße des Dünndarms abgeleitet. Sie gelangen zunächst in das Lymphsystem und erst später über den Ductus thoracicus in den venösen Blutkreislauf.

Die dritte Phase ist die Ausscheidung fester Abfallstoffe, die nicht in den Blutkreislauf aufgenommen werden können. Diese festen Abfallstoffe, die als *Fäzes* (Stuhl) bezeichnet werden, sammeln sich im Dickdarm und verlassen schließlich den Körper am Anus. Sie können den Weg durch die verschiedenen Kanäle und Organe, aus denen das Verdauungssystem besteht, in Abbildung 15.1 nachvollziehen.

Mund und Rachen

Der Verdauungstrakt beginnt mit dem Mund oder der *Mundhöhle*. Die Lippen bilden die Öffnung und die Wangen die Wände. Der harte Gaumen ist das Dach des Mundes, dahinter liegt der muskuläre weiche Gaumen, der den Mund horizontal vom Nasenrachenraum oder der hinteren Nasenhöhle trennt.

Die Mundhöhle (Cavum oris) *geht in den Mundrachen (Oropharynx*) über. Der Mundrachen setzt sich in den *Hypopharynx* (Laryngopharynx), den hinteren Teil des Mundes/oberen Teil des Rachens, fort und mündet dann in die

Speiseröhre (Ösophagus). Damit ist unsere Entdeckungsreise durch den *Pharynx* abgeschlossen.

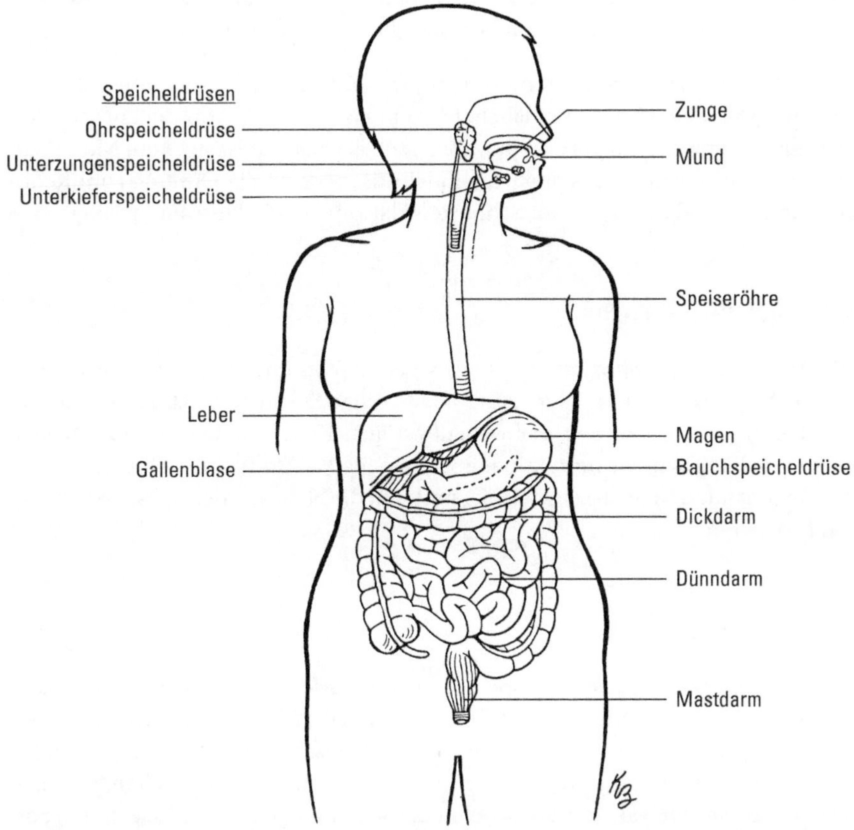

Abbildung 15.1: Die Organe des Verdauungssystems (© Illustration von Kathryn Born)

Am Gaumensegel hängt ein kleines Stück Weichgewebe, das als *Uvula* (*Gaumenzäpfchen*) bezeichnet wird. Die Zunge (*Lingua* oder Glossa) ragt aus dem Mundboden heraus und ist über Muskeln mit dem Unterkiefer verbunden. Sie bewegt die Nahrung beim Kauen (*Mastikation*) und Schlucken (*Deglutition*). Die Zunge ist mit winzigen Vorsprüngen bedeckt, den Papillen, die Geschmacksknospen enthalten, die auf die chemische Beschaffenheit von Lebensmitteln reagieren.

Die Zähne sind wichtig, weil sie während des Kauvorgangs die Nahrung in kleinere Stücke zerkleinern, um das Schlucken zu erleichtern. Um die Mundhöhle herum befinden sich drei Paare von *Speicheldrüsen*, die *Ohrspeicheldrüsen*

(Singular: Glandula parotis), die *Unterkieferspeicheldrüsen* (Singular: Glandula submandibularis) und die *Unterzungenspeicheldrüsen* (Singular: Glandula sublingualis). Diese Drüsen produzieren Speichel, der Verdauungsenzyme enthält, und schmale Speichelgänge leiten den Speichel in die Mundhöhle.

Die Nahrung gelangt vom Mund in den *Rachen* (Pharynx), einen mit Schleimhaut ausgekleideten Muskelschlauch. Er dient als Durchgang für die Luft aus der Nasenhöhle zum *Kehlkopf* (Larynx), aber auch als Nahrungsgang vom Mund zur Speiseröhre. Eine Gewebeklappe, die Epiglottis, bedeckt die Öffnung zum Kehlkopf und verhindert, dass beim Schlucken Nahrung in die Luftröhre gelangt.

Die Speiseröhre

Die *Speiseröhre* (Ösophagus) ist ein 23 bis 25 Zentimeter langer muskulöser Schlauch, der vom Rachenraum zum Magen führt. Sie unterstützt das Schlucken und befördert die Nahrung mit wellenförmigen Kontraktionen in den Magen. Diese unwillkürlichen Kontraktionen werden als *Peristaltik* bezeichnet und finden im gesamten Magen-Darm-Trakt statt, um die Nahrung durch das System zu transportieren.

Der Magen

Die Nahrung gelangt aus der Speiseröhre in den *Magen* (*Ventriculus* oder *Gaster*). Der Magen besteht aus dem *Fundus* (oberer Teil), dem *Korpus* (mittlerer Teil) und dem *Antrum* (unterer Teil). Die Magenschleimhaut ist in zahlreiche Wülste und Falten gelegt, den *Rugae*, die es dem Magen ermöglichen, sich bei der Aufnahme von Nahrung auszudehnen. Die Öffnungen in den Magen und aus dem Magen werden durch Muskelringe (*Sphinkter*) kontrolliert. Der *Ösophagussphinkter*, der Schließmuskel der Speiseröhre, entspannt sich und zieht sich zusammen, um die Nahrung aus der Speiseröhre in den Magen zu befördern, und der *Pylorussphinkter* lässt die Nahrung aus dem Magen austreten, wenn sie ausreichend zersetzt ist.

Die Funktion des Magens besteht darin, die Nahrung chemisch so aufzubereiten, dass sie in den Dünndarm weitergeleitet werden kann, wo sie weiter verdaut und in den Blutkreislauf aufgenommen wird. Die Nahrung wird mit *Magensäften* (die unter anderem Salzsäure enthalten) vermischt und zu einem halbflüssigen Brei, dem *Chymus*, verarbeitet. Hier findet noch wenig Aufnahme in den Blutkreislauf statt (Wasser, Alkohol, einige Medikamente). Wenn die Nahrung zerkleinert und chemisch aufbereitet ist, wird sie in den ersten Teil des *Dünndarms* weitergeleitet.

Die Leber, die Gallenblase und die Bauchspeicheldrüse sind *Nebenorgane* des Verdauungssystems. Die Nahrung passiert diese Organe nicht, aber jedes von ihnen spielt eine Rolle bei der Verdauung und Aufnahme von Nährstoffen.

Die Leber

Die *Leber* produziert eine grünliche Flüssigkeit (*Galle*), die Cholesterin, Gallensäuren und verschiedene Gallenfarbstoffe enthält. Die Galle wird kontinuierlich aus der Leber ausgeschieden und fließt über den *gemeinsamen Lebergang* (Ductus hepaticus communis) ab. Dieser verbindet sich mit dem *Gallenblasengang* (Ductus cysticus) zum *Hauptgallengang* (Ductus choledochus), der die Galle schließlich in den Zwölffingerdarm leitet. Nach den Mahlzeiten zieht sich die Gallenblase zusammen und drückt die Gallenflüssigkeit in den gemeinsamen Gallengang, der kurz vor dem Eingang in den Zwölffingerdarm in den *Pankreasgang* (Ductus pancreaticus) mündet. Der Zwölffingerdarm nimmt eine Mischung aus Gallenflüssigkeit und Pankreassaft auf.

Die Bauchspeicheldrüse

Die *Bauchspeicheldrüse* (*Pankreas*) produziert die Pankreassekrete, die zahlreiche Enzyme enthalten. *Trypsin, Chymotrypsin* und *Carboxypeptidasen* verdauen Proteine, Amylasen sind am Abbau der Kohlenhydrate beteiligt und Lipasen spalten Fette. Die Pankreassekrete gelangen über den *Pankreasgang* (Ductus pancreaticus) in den Zwölffingerdarm (Duodenum). Als endokrine Drüse (siehe Kapitel 20) scheidet die Bauchspeicheldrüse auch *Insulin* aus. Dieses Hormon wird zur Regulierung des Blutzuckerspiegels benötigt.

Die Gallenblase

Die *Gallenblase* ist ein 7,5 bis 10 cm langer, sackförmiger Fortsatz der Leber, der unter dem rechten Leberlappen liegt. Sie ist Teil der *Gallengänge* - dem *Ductus hepaticus,* dem Gallenblasengang (*Ductus cysticus*) und dem Hauptgallengang (*Ductus choledochus*). Sie speichert die Gallenflüssigkeit, bis diese im Zwölffingerdarm zur Verdauung benötigt wird.

Der Darm – von dünn bis dick

Der *Dünndarm* erstreckt sich vom Pylorus bis zum ersten Teil des Dickdarms. Er ist fünf bis sechs Meter lang, hat einen Durchmesser von 2,5 Zentimetern und besteht aus drei Teilen. Der *Zwölffingerdarm* (*Duodenum*) ist 25 bis 30 Zentimeter lang und nimmt den Magensaft aus dem Magen sowie die Galle aus der Leber und der Gallenblase und die Bauchspeicheldrüsensäfte aus der Bauchspeicheldrüse auf.

Enzyme und Gallensäfte helfen bei der Verdauung der Nahrung, bevor diese in den zweiten Teil des Dünndarms, das *Jejunum*, gelangt. Der *Leerdarm* (Jejunum) ist zwei bis 2,5 Meter lang und geht dann in den dritten Teil des Dünndarms über, das *Ileum* (*Krummdarm*) der etwa drei Meter lang ist. Hier findet der größte Teil der Absorption statt. In der Wand des Dünndarms befinden sich Millionen winziger mikroskopisch kleiner Zotten, fingerartige Ausstülpungen. Durch winzige Kapillaren in den Zotten gelangen die verdauten Nährstoffe in den Blutkreislauf und die Lymphgefäße. Am unteren Ende des Ileums befindet sich die *Ileozökalklappe* (*Bauhin-Klappe*), die Verbindungsstelle zwischen Dünndarm und Dickdarm.

Der *Dickdarm* (*Intestinum crassum*) erstreckt sich vom Ende des Ileums bis zum Anus. Er besteht aus vier Teilen: dem Blinddarm, dem Grimmdarm, dem Sigmoid und dem Rektum. Insgesamt bringt es der Dickdarm auf etwa 1,5 Meter Länge mit einem Durchmesser von etwa sechs Zentimetern. Der *Blinddarm* (Caecum) als erster Teil verbindet das Ileum über die Ileozökalklappe mit dem Grimmdarm.

Am Blinddarm befindet sich der *Wurmfortsatz* (Appendix vermiformis), ein etwa fingerdicker, wurmartiger und blind endender Anhang, der entzündlich werden kann (*Blinddarmentzündung* oder *Appendizitis*) und lange als funktionslos galt. Heute weiß man, dass der Wurmfortsatz eine immunologische Aufgabe hat: Nach schweren Darminfekten können zum Beispiel die körpereigenen Bakterien aus dem Reservoir des Appendix den Darm wieder neu besiedeln.

Der *Grimmdarm* (*Kolon*) ist der lange Mittelabschnitt zwischen Blinddarm und Mastdarm; dieser teilt sich in vier Abschnitte:

- ✔ **Colon ascendens** (aufsteigender Grimmdarm): verläuft vom Blinddarm aufwärts bis zur rechten Dickdarmkrümmung. Hier werden primär Elektrolyte und Wasser resorbiert, der Darminhalt wird eingedickt und hier beginnt die bakterielle Zersetzung unverdaulicher Nahrungsreste.
- ✔ **Colon transversum** (querverlaufender Grimmdarm): weitere Resorption von Wasser und Salzen; weiterer bakterieller Abbau mit Bildung von Gasen und kurzkettigen Fettsäuren
- ✔ **Colon descendens** (absteigender Grimmdarm): weitere Eindickung des Stuhls und temporäre Speicherung

- **Colon sigmoideum** (*Sigma-Schleife*): Speicherung und Transport des Darminhalts durch Peristaltik. Die S-förmige Sigma-Schleife am Ende des absteigenden Dickdarms mündet zunächst in den *Enddarm*, der aus dem *Mastdarm* (*Rektum*) und dem *Analkanal* (Canalis analis) besteht, von wo aus der Stuhl kontrolliert freigesetzt wird.

Wortstämme, Präfixe und Suffixe für das gastrointestinale System

Im gastrointestinalen Trakt arbeiten viele Akteure zusammen – schlechte Nachricht für alle, die diese Begriffe lernen müssen ... Die gute Nachricht in Bezug auf die Wortbildung ist, dass die Liste der Präfixe und Suffixe viel weniger kompliziert ist als bei anderen großen Systemen. Die in Tabelle 15.1 aufgeführten Präfixe und Suffixe helfen Ihnen, alle Körperteile, Beschwerden und Vorgänge auseinanderzuhalten.

Präfix	Bedeutung
exo-	außerhalb
peri-	umgebend, herum
prä-	vor, vorangehend
post-	nach, im Anschluss an
re-	zurück
retro-	rückwärts, nach hinten
Suffix	Bedeutung
-ase	Enzym (Amylase = stärkespaltendes Enzym)
-atresie	angeborener Verschluss (Gallengangsatresie)
-chezie	Stuhlgang (Hämatochezie = Blutabgang im Stuhl)
-ektomie	operative Entfernung, Herausschneiden (Appendektomie = Entfernung des Wurmfortsatzes)
-flux	Fluss, Strömung (Reflux)
-iasis	Krankheitszustand
-itis	Entzündung (Gastritis)
-lithiasis	feste Ablagerung oder Stein (Urolithiasis = Harnsteine)
-lyse	Auflösung, Abbau
-pepsie	Verdauung (Dyspepsie = Verdauungsstörung)
-prandial	zur Mahlzeit gehörend
-rrhaphie	chirurgische Naht
-stomie	Schaffung einer künstlichen Öffnung (Gastrostomie)
-tripsie	Zertrümmerung (Lithotripsie)

Tabelle 15.1: Nahrungsaufnahme und -ausscheidung: Präfixe und Suffixe für den Magen-Darm-Trakt

In Tabelle 15.2 geht es nun um all das, was zwischen diesen Wortteilen steht. Betrachten Sie die Kombinationsformen und Wortstämme wie den Magen – sie zerlegen das Wort in seine nützlichsten Bestandteile. Dieser Stamm liefert wiederum den Nährstoffgehalt, der dem Wort seine Bedeutung verleiht.

Wortstamm	Bedeutung
abdomin/o	Abdomen, Bauch
an/o	Anus
appendic/o	Wurmfortsatz (Appendix)
bucc/o	Wange (Buccinator = Wangenmuskel)
cec/o	Caecum, Zökum (zum Beispiel Zökumresektion)
cheil/o	Lippen (Cheilitis = Lippenentzündung)
chol/e, bil/i	Galle, Gallenflüssigkeit
cholecyst/o	Gallenblase
choledoch/o	gemeinsamer Gallengang (Ductus choledochus)
col/o, colon/o, kol/o, kolon/o	Dickdarm (Kolon)
dent/o, odont/o	Zahn (Dens, Plural: Dentes)
dips/o	Durst (Polydipsie = übermäßiger Durst)
duoden/o	Zwölffingerdarm (Duodenum)
enter/o	Dünndarm, Darm
gastr/o	Magen
gingiv/o	Zahnfleisch (Gingiva)
gloss/o, lingu/o	Zunge
gluc/o, glyc/o, gluk/o, glyk/o	Zucker
hepat/o	Leber
ile/o	Ileum
jejun/o	Jejunum
labi/o	Lippe
lapar/o	Abdomen (Laparoskopie = Bauchspiegelung)
lipid/o	Fett, Lipid
lith/o	Stein
odont/o	Zähne
or/o, stomat/o	Mund, oral
orth/o	Gerade, normal, korrekt
ösophag/o	Speiseröhre (Ösophagus)
palat/o	Gaumen
pancreat/o, pankreat/o	Bauchspeicheldrüse
peritone/o	Bauchfell
phag/o	essen, schlucken
pharyng/o	Rachen

Wortstamm	Bedeutung
proct/o, prokt/o	Anus, Rektum (Proktologe = Arzt für Erkrankungen des Enddarms und des Afters)
py/o	Eiter
pyr/o	Fieber, Hitze
rect/o, rekt/o	Rektum
sialaden/o	Speicheldrüse
sial/o	Speichel
sigmoid/o	Sigmoid
splen/o	Milz
steat/o	Fett
tonsill/o	Mandel
uvul/o	Uvula (Uvula palatina: lateinischer Name für das Gaumenzäpfchen)

Tabelle 15.2: Wortstämme des gastrointestinalen Bereichs

IN DIESEM KAPITEL

Wie Ihr endokrines System funktioniert

Wortstämme, Präfixe und Suffixe

Häufige Beschwerden, Erkrankungen und Diagnosen verstehen

Kapitel 16 Wächter der Gesundheit: Das endokrine System

Hormone – ein schwieriges Thema, jedenfalls für die meisten Eltern von Teenagern in der Pubertät. Und leider auch, wenn irgendwann im Leben die Menopause ansteht und die Stimmungslage wieder wechseln kann wie das Wetter im Oktober. Hormone betreffen aber nicht nur Teenager oder die Wechseljahre, denn sie sind ein wichtiger Teil der Physiologie jedes Menschen. Hormone halten Ihre Systeme am Laufen und senden wichtige Signale an Ihre wichtigsten Organe, die deren Funktion steuern. Wie wichtig diese sind, merken Sie eigentlich nur, wenn sie mal ausfallen, und auch damit werden wir uns in diesem Kapitel beschäftigen.

Was sind *Hormone* eigentlich, und woher kommen diese so wirkungsvollen Signalstoffe im Körper? Wie und wo wirken sie, und aus welchen Gründen können sie ausfallen? All diese Fragen klären wir in diesem Kapitel. Hormone werden vom *endokrinen System* gebildet, und das lernen Sie zunächst einmal genauer kennen.

Wie das endokrine System arbeitet

Das *endokrine System* hält das chemische Gleichgewicht des Körpers aufrecht, indem es chemische Botenstoffe (Hormone) über den Blutkreislauf im Körper verteilt. Hormone regulieren und steuern die Aktivität bestimmter Zellen oder Organe.

Endokrine Drüsen befinden sich in verschiedenen Teilen des Körpers und haben keine Ausführungsgänge; stattdessen werden Hormone direkt in den *Blutkreislauf* abgegeben. Sie regulieren eine Vielzahl von Funktionen der Körperorgane, so zum Beispiel das Wachstum, die Reifung der Geschlechtsorgane und zahlreiche Stoffwechselprozesse.

Endokrine Drüsen scheiden, unabhängig davon, welches Hormon sie produzieren, direkt in den Blutkreislauf zu dem Zielorgan aus, das dieses Hormon benötigt. Sie unterscheiden sich von *exokrinen Drüsen* wie beispielsweise den Talgdrüsen in der Haut, die ihre Sekrete über Gänge direkt zu dem Körperorgan transportieren, das sie benötigt. Das endokrine System umfasst zwei Arten von endokrinen Drüsen: zentrale und periphere.

Die *zentralen endokrinen Drüsen*, die Hypophyse und der Hypothalamus, befinden sich im Gehirn. Die *Hypophyse* wird als »Meisterdrüse« bezeichnet, da sie eine Vielzahl von Hormonen produziert, die über den Blutkreislauf wandern und die Aktivitäten anderer endokriner Drüsen regulieren. Die Hypophyse und der *Hypothalamus* arbeiten zusammen, um Körperfunktionen wie Wachstum, Salz- und Wasserhaushalt, Fortpflanzung und Stoffwechsel zu regulieren.

Zu den *peripheren endokrinen Drüsen* gehören die Schilddrüse, die Nebenschilddrüsen, die Nebennieren, die Zirbeldrüse, der Thymus und die Bauchspeicheldrüse. Die Schilddrüse, die Nebenschilddrüsen, die Nebennieren und die Zirbeldrüse haben nur eine Funktion: Sie produzieren Hormone. Die *Bauchspeicheldrüse* produziert nicht nur Hormone, sondern erfüllt auch wichtige Funktionen des Verdauungssystems. In der Hinsicht ähnelt sie anderen Organen mit *gemischten Funktionen*, wie dem Herzen, der Leber, den Nieren, den Eierstöcken und den Hoden. Zusätzlich zu ihren regulären systemischen Funktionen scheiden diese Organe auch Hormone aus.

Ein Überblick über das endokrine System ist in Abbildung 16.1 dargestellt.

Hormone

Bevor Sie sich näher mit den endokrinen Drüsen befassen, sollten Sie kurz ihre kleinen Freunde, die *Hormone*, kennenlernen. Diese kleinen Botenstoffe fungieren sozusagen als diplomatische Friedensstifter. Sie kommunizieren mit größeren Organen und Systemen, um das chemische Gleichgewicht aufrechtzuerhalten und Ihren Körper funktionsfähig zu halten. Da die einzelnen Teile des endokrinen Systems eine Vielzahl von Hormonen produzieren, werden sie im

Zusammenhang mit der jeweiligen Drüse behandelt, die sie produziert. Schauen wir uns nun jede dieser Drüsen an, wo sie sich befinden, welche Funktion sie haben und welche Hormone sie ausschütten.

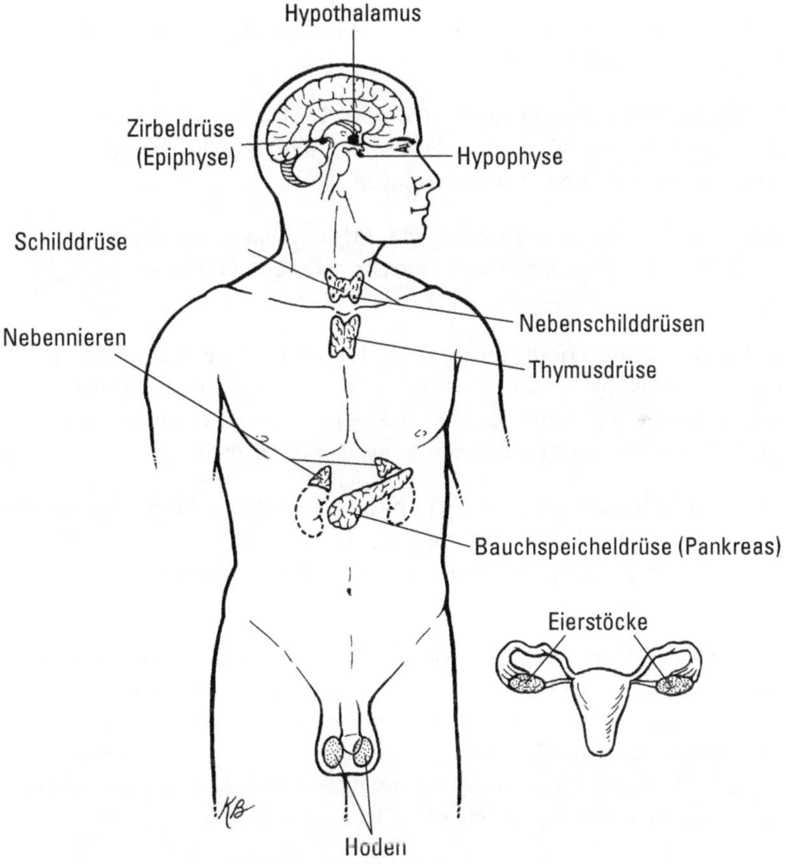

Abbildung 16.1: Das endokrine System (© Illustration von Kathryn Born)

Hypophyse und Hypothalamus

Die nur erbsengroße *Hypophyse* – der große Dirigent des Hormon-Orchesters – besteht aus einem vorderen und einem hinteren Lappen und befindet sich an der Basis des Gehirns in einer kleinen Vertiefung des Schädels (*Sella turcica*) direkt unterhalb des Hypothalamus. Der Hypothalamus schüttet tropische Hormone aus, die die Hypophyse zur Ausschüttung anderer Hormone anregen. Zusammen werden diese Drüsen als zentrale Drüsen bezeichnet.

Der *Hypophysenvorderlappen* (Adenohypophyse) schüttet sieben Hormone aus, die von den vom Hypothalamus freigesetzten Hormonen gesteuert werden. Fünf davon sind tropische (stimulierende) Hormone, die andere Drüsen zur Ausschüttung von Hormonen anregen:

- ✔ Das **Wachstumshormon (hGH)**, auch *Somatotropin* genannt, stimuliert das Wachstum der Körperzellen.
- ✔ Das **Schilddrüsenstimulierende Hormon (TSH)**, auch *Thyrotropin* genannt, regt die Schilddrüse zur Produktion und Ausschüttung der Hormone Thyroxin und Trijodthyronin an.
- ✔ Das **adrenokortikotrope Hormon (ACTH)** regt hauptsächlich die *Cortisolproduktion* an; Aldosteron wird primär über das *Renin-Angiotensin-Aldosteron-System* (RAAS) reguliert.
- ✔ Das **Follikelstimulierende Hormon (FSH)** regt bei Frauen die Eizellreifung und die *Östrogenproduktion* an, bei Männern stimuliert FSH die Aktivität der Sertoli-Zellen, die für die Spermatogenese verantwortlich sind. FSH wird auch als *gonadotropes Hormon* bezeichnet.
- ✔ Das **Luteinisierende Hormon (LH)** induziert die Bildung von *Progesteron* im Gelbkörper und löst den Eisprung aus. Bei Männern reguliert LH die *Testosteronausschüttung*. Es handelt sich ebenfalls um ein *gonadotropes Hormon*.

Die beiden übrigen Hormone des Hypophysenvorderlappens stimulieren nicht die Produktion anderer Hormone und sind daher keine tropischen Hormone. *Prolaktin (PRL)* ist das Hormon, das das Wachstum des Brustgewebes fördert und die Milchproduktion nach der Geburt aufrechterhält. Das *Melanozytenstimulierende Hormon (MSH)* beeinflusst die Bildung von Melanin und bewirkt eine verstärkte Pigmentierung der Haut.

Der *Hypophysenhinterlappen* (Neurohypophyse) speichert und schüttet zwei Hormone aus. Das *antidiuretische Hormon (ADH)*, auch *Vasopressin* genannt, verhindert übermäßigen Wasserverlust. *Oxytocin* regt die Wehen während der Geburt an und hält die Wehen aufrecht. Es reguliert auch den Milchfluss aus den Brustdrüsen während der Stillzeit.

Schilddrüse und Nebenschilddrüsen

Die *Schilddrüse (Thyroidea)* besteht aus zwei etwa olivengroßen Lappen, die durch einen schmalen Gewebestreifen *(Isthmus)* voneinander getrennt sind, und ist die größte reine Hormondrüse des Menschen und maßgeblich an der Steuerung des Stoffwechsels beteiligt. Sie befindet sich auf beiden Seiten der Luftröhre, direkt unter dem Schildknorpel. Dieser Knorpel bedeckt den Kehlkopf und ist die als *Adamsapfel* bekannte Vorwölbung am Hals. Die Schilddrüse besteht aus winzigen Säcken, die mit einer gelartigen Flüssigkeit (Kolloid) gefüllt sind. Die von der Schilddrüse ausgeschütteten Hormone werden im Kolloid gespeichert, bis sie bei Bedarf in den Blutkreislauf gelangen.

Die beiden jodhaltigen *Hormone,* die von der Schilddrüse ausgeschüttet werden, sind *Thyroxin* (*T4*) und *Trijodthyronin* (*T3*). Diese Hormone werden in der Schilddrüse aus Jod synthetisiert, das im Blut durch die Drüse zirkuliert. T3 und T4 sind notwendig, um einen normalen Stoffwechsel im Körper aufrechtzuerhalten. Schilddrüsenhormone unterstützen die Zellen bei der Aufnahme von Sauerstoff, steigern den Energieumsatz aller Zellen und sind damit maßgeblich am Grundumsatz (BMR) des Körpers beteiligt. Der *BMR* (englisch für »basal metabolic rate«) ist der Energieverbrauch Ihres Körpers in Ruhe. Der BMR beeinflusst Ihr allgemeines Energieniveau, Ihre Temperaturregulierung, den Zustand Ihrer Haut und Haare, Ihre Stimmung, Ihr Energieniveau und sogar die Geschwindigkeit und Effektivität Ihrer kognitiven Prozesse. Wenn die Schilddrüse aufgrund von Krebserkrankungen oder einer Überfunktion entfernt werden muss, verringert sich der Gehalt an Schilddrüsenhormonen im Körper. Dies führt zu einem niedrigeren Stoffwechsel, Wärmeverlust und einer schlechten körperlichen und geistigen Entwicklung. Die Drüse schüttet auch *Calcitonin* aus, das dabei hilft, den für verschiedene Prozesse notwendigen Kalziumhaushalt aufrechtzuerhalten.

Die etwa linsengroßen *Nebenschilddrüsen* liegen auf der Rückseite der Schilddrüse, zwei auf jeder Seite, und scheiden das *Parathormon* (*PTH*) aus. Dieses Hormon mobilisiert Kalzium aus den Knochen in den Blutkreislauf, wo Kalzium für die ordnungsgemäße Funktion des Körpergewebes notwendig ist. Kalzium aus der Nahrung wird aus dem Darm aufgenommen und über den Blutkreislauf zu den Knochen transportiert, wo es gespeichert wird.

Die Bauchspeicheldrüse

Die *Bauchspeicheldrüse* (Pankreas) befindet sich hinter dem Magen und ist Teil des Magen-Darm-Systems (siehe dazu auch Kapitel 15). Man kann sie sich als Alleskönner vorstellen, der als solcher zu mehr als einem Körpersystem gehört. Als endokrine Drüse produziert die Bauchspeicheldrüse Hormone – in diesem Fall produzieren spezialisierte Zellen in der Bauchspeicheldrüse Hormone. Die Zellen werden *Langerhans-Inseln* genannt und sezernieren die Hormone Insulin und Glukagon, die eine wichtige Rolle für den Stoffwechsel von Zuckerverbindungen im Körper spielen. *Insulin* ist im Blutkreislauf für die Verwendung und

Speicherung von Blutzucker notwendig und senkt den Blutzuckerspiegel, während *Glukagon* den Blutzuckerspiegel erhöht, indem es in der Leber die Spaltung von Glykogen zu Glukose (*Glykogenolyse*) und die Neubildung von Glukose aus Nicht-Kohlenhydratvorstufen (*Glukoneogenese)* anregt.

Die Nebennieren

Die *Nebennieren* (Singular: Glandula suprarenalis) sind zwei kleine Hormondrüsen, die jeweils einer der beiden Nieren aufliegen. Jede Drüse besteht aus zwei Teilen, einem äußeren Teil, der *Nebennierenrinde*, und einem inneren Teil, der als *Nebennierenmark* bezeichnet wird. Rinde und Mark schütten unterschiedliche Hormone aus: Die Rinde produziert Steroidhormone (komplexe Derivate des Cholesterins), das Mark bildet Katecholamine (Derivate von Aminosäuren).

Die Nebennierenrinde schüttet auch *Mineralokortikoide* aus; diese Hormone regulieren die Menge an Natrium und Kalium im Körper. Das wichtigste Kortikoid, *Aldosteron*, ist für den Elektrolyt- und Wasserhaushalt verantwortlich und beeinflusst die Natrium- und Kaliumkonzentration im Blut. Bei einer streng natriumarmen Ernährung steigt die Aldosteronsekretion an, wodurch der Körper die benötigten Salze speichern kann. *Cortisol*, auch Hydrocortison genannt, ist ein Glukokortikoidhormon, das die Fähigkeit der Zellen erhöht, Fette abzubauen und in der Glukoneogenese neuen Zucker zu bilden. Die Nebennierenrinde schüttet auch *Androgene* aus, die die Entwicklung sekundärer männlicher Merkmale wie das Wachstum von Scham- und Gesichtsbehaarung unterstützen.

Das Nebennierenmark schüttet zwei Hormone aus: *Adrenalin* und *Noradrenalin*. Beide Hormone wirken in Verbindung mit dem sympathischen Nervensystem. Unter Stress werden diese Hormone vom Nebennierenmark als Reaktion auf nervöse Reize ausgeschüttet. Sie helfen dem Körper, auf Krisensituationen zu reagieren, indem sie die Herzfrequenz, den Blutdruck, den Blutzuckerspiegel und die Blutgerinnungsrate erhöhen.

Die Gonaden

Die *Gonaden* (Eierstöcke bei Frauen und Hoden bei Männern) sind die Drüsen, die Keimzellen produzieren. Die Gonaden gehören sowohl zum endokrinen System als auch zum Fortpflanzungssystem. Eine Keimzelle ist eine Geschlechtszelle. Hormone, die die Gonaden stimulieren, werden als *Gonadotropine* bezeichnet.

Östrogen wird von den Eierstöcken ausgeschüttet und ist für die Entwicklung der sekundären weiblichen Geschlechtsmerkmale (zum Beispiel Schambehaarung und Brustentwicklung) notwendig. Es reguliert auch den Menstruationszyklus.

Progesteron wird in der zweiten Hälfte des Menstruationszyklus vom *Gelbkörper* (der sich nach dem Eisprung aus dem geplatzten Follikel bildet) im Eierstock ausgeschüttet. Seine Funktion besteht darin, die Gebärmutter auf eine Schwangerschaft vorzubereiten. Wenn keine Befruchtung stattfindet, wird die Ausschüttung von Progesteron eingestellt und der Menstruationszyklus setzt ein. Auch bei Männern sind geringe Mengen an Östrogen und Progesteron vorhanden.

Humanes Choriongonadotropin (*HCG*) wird bei einer Schwangerschaft von der *Plazenta* ausgeschüttet. Es regt die Eierstöcke dazu an, weiterhin Östrogen und Progesteron zu produzieren, um die Schwangerschaft aufrechtzuerhalten.

Spermatogenese und Oogenese sind die Prozesse der Produktion von Spermien und Eizellen (Gameten). An beiden Prozessen sind die Hormone *Luteinisierendes Hormon* (*LH*) und *Follikelstimulierendes Hormon* (*FSH*) beteiligt.

Testosteron wird in den Hoden ausgeschüttet und stimuliert die Entwicklung sekundärer männlicher Geschlechtsmerkmale (Scham- und Gesichtsbehaarung, Vertiefung der Stimme). Androgene spielen auch bei Frauen eine Rolle, unter anderem für Libido und Wohlbefinden.

Wortstämme, Präfixe und Suffixe in der Endokrinologie

Die Drüsen des endokrinen Systems produzieren verschiedene Hormone, die dazu beitragen, dass die Systeme des Körpers wie ein Uhrwerk funktionieren. Wenn man diese Drüsen als Wächter der Hormone betrachtet, die sie produzieren und aussenden, kann man Präfixe und Suffixe als Wächter der Wortstämme betrachten. Beide helfen dabei, mehr über die Bedeutung des medizinischen Begriffs zu erfahren. Tabelle 16.1 zeigt einige Präfixe und Suffixe, die mit dem endokrinen System in Verbindung stehen.

Präfix	Bedeutung
eu-	normal, gut
ex-, exo-	außerhalb, nach außen
hyper-	übermäßig, oberhalb des Normalwertes
hypo-	zu wenig, unterhalb des Normalwertes
pan-	alles, ganz

Suffix	Bedeutung
-ämie	Zustand des Blutes
-drom	Ablauf
-genese	Entstehung
-ismus	Zustand, Krankheit
-tropin	stimulierend wirkend (Hormon)

Tabelle 16.1: Präfixe und Suffixe im Bereich der endokrinen Drüsen

In Tabelle 16.2 stellen wir die wichtigsten Begriffe der endokrinen Terminologie vor. Wie immer geben Ihnen die Wortstämme und die mit ihnen gebildeten Kombinationsformen Aufschluss über den Zustand oder den Ort, auf den sich der jeweilige Begriff bezieht.

Wortstamm	Bedeutung
aden/o	Drüse (Adenom = gutartiger Drüsentumor)
adren/o	Nebenniere (Adrenalektomie = operative Entfernung einer Nebenniere)
akr/o	Extremitäten, Höhe (Akromegalie = Vergrößerung der Extremitäten)
andr/o	männlich (Androgene)
calc/o, kalz/i	Kalzium (Hyperkalzämie = zu viel Kalzium im Blut)
cortik/o, kortik/o	Rinde (Cortisol oder Kortisol = Hormon der Nebennierenrinde)
crin/o	ausscheiden (exokrin)
dips/o	Durst (Polydipsie = krankhaft gesteigerter Durst)
galact/o, galakt/o	Milch (Galaktorrhö = ungewöhnlicher Milchfluss)
gluc/o, glyc/o, gluk/o, glyk/o	Zucker
gonad/o	Geschlechtsdrüsen (Gonaden)
hom/o	Gleichheit oder unverändert (Homöostase = Aufrechterhaltung des Gleichgewichts)
hypophys/o	Hypophyse (Hypophysitis = Entzündung der Hypophyse)
immun/o	geschützt (Immunsystem)
kal/i	Kalium
lact/o, lakt/o	Milch
natr/o	Natrium
östr/o	weiblich (Östrogene =weibliche Hormone)
pancreat/o, pankreat/o	Bauchspeicheldrüse (Pankreas)
parathyroid/o	Nebenschilddrüse
pineal/o	Epiphyse (Zirbeldrüse)

Wortstamm	Bedeutung
radi/o	Strahlung (Radiologie)
somat/o	Körper
thym/o	Thymusdrüse
thyr/o, thyroid/o	Schilddrüse
toxik/o	Gift
ur/o	Harn (Urologie = Lehre der Harnorgane)

Tabelle 16.2: Wortstämme in der Endokrinologie

Weitere anatomische Begriffe aus dem Bereich der Endokrinologie

Es ist zweifellos von entscheidender Bedeutung, dass die Komponenten des endokrinen Systems harmonisch zusammenarbeiten, da es sich um ein recht komplexes System von Drüsen handelt, die eine Vielzahl von Hormonen produzieren. Die spezielle Lehre von diesem Drüsensystem wird als *Endokrinologie* bezeichnet.

Hier sehen Sie weitere Aspekte dieses äußerst einflussreichen Systems im Detail. Sehen Sie sich zunächst einige Begriffe aus dem Bereich der Hormone an:

- ✔ **Adrenalin (Epinephrin):** Hormon des Nebennierenmarks
- ✔ **Antidiuretisches Hormon** (**ADH**)**:** Hormon, das zur Stimulierung der Wasserrückresorption ausgeschüttet wird
- ✔ **Cortisol:** Hormon, das von der Nebennierenrinde ausgeschüttet wird
- ✔ **Glukagon:** Hormon, das von der Bauchspeicheldrüse in den Langerhans-Inseln produziert wird und die Freisetzung von Zucker stimuliert
- ✔ **Hydrokortison:** Kortisol
- ✔ **Insulin:** von den Langerhans-Inseln ausgeschüttetes Hormon; unerlässlich für die Aufnahme und den Stoffwechsel von Zucker in den Zellen
- ✔ **Langerhans-Inseln:** endokrine Zellen der Bauchspeicheldrüse
- ✔ **Melatonin:** von der Zirbeldrüse ausgeschüttetes Hormon
- ✔ **Oxytocin:** Hormon, das ausgeschüttet wird, um die Gebärmutter während der Wehen zu Kontraktionen anzuregen

- ✔ **Renin:** hormonähnliches Enzym, das von den Nieren ausgeschüttet wird, um den Blutdruck zu erhöhen
- ✔ **Somatotropin:** Wachstumshormon
- ✔ **Steroide:** komplexe, ringförmige Verbindungen, von denen sich zahlreiche Hormone, aber auch Vitamine und Gifte im Tier- beziehungsweise Pflanzenreich ableiten. Die Vorstufe aller Steroidhormone (Progesteron, Gluko-/Mineralokortikoide, Androgene und Östrogene) ist Cholesterin
- ✔ **TSH:** Hormon, das die Schilddrüse zur Produktion von Thyroxin (T4) und Trijodthyronin (T3) anregt
- ✔ **Vasopressin:** antidiuretisches Hormon (ADH)
- ✔ **Wachstumshormon (GH):** Hormon, das das Wachstum der langen Knochen stimuliert; auch *Somatotropin* genannt
- ✔ **Zielgewebe:** Zellen, auf die die Wirkung eines Hormons gerichtet ist

Sehen Sie sich als Nächstes einige andere Substanzen an, die mit dem endokrinen System in Verbindung stehen. Obwohl es sich dabei nicht um Hormone handelt, sind sie wichtige Produkte dieses Systems und tragen dazu bei, dass der Körper richtig funktioniert.

- ✔ **Elektrolyte:** Mineralsalze, die im Blut und in den Geweben vorkommen und für die ordnungsgemäße Funktion der Körperzellen notwendig sind; Kalium, Natrium und Calcium sind Beispiele für notwendige Elektrolyte.
- ✔ **Glukose:** Einfachzucker
- ✔ **Glykogen:** polymere Kohlenhydratverbindung; Speicherform von Zuckern in Leber und Muskeln
- ✔ **Jod:** chemisches Element und essenzieller Bestandteil des Schilddrüsenhormons Thyroxin
- ✔ **Kalzium:** Mineralstoff, der für die Funktion der Körpergewebe und Knochen notwendig ist

IN DIESEM KAPITEL

Wie Ihr Nervensystem funktioniert

Wortstämme, Präfixe und Suffixe

Häufige Beschwerden, Erkrankungen und Diagnosen verstehen

Kapitel 17 Ruhe bewahren: Das Nervensystem

Stellen Sie sich vor, Ihr Körper sei ein riesiger Betrieb, in dem Tausende von Angestellten Tag und Nacht damit beschäftigt sind, den Laden aufrechtzuerhalten. Für die Koordination all dieser Aktivitäten haben wir in Kapitel 16 bereits das Hormonsystem beschrieben, das quasi die große Übersicht behält und die Aktivität der einzelnen Abteilungen regelt (die Chefetage? – der Vergleich mag hinken), aber für die Feinkoordination innerhalb einer Abteilung sind schnelle Anfragen und individuelle Reaktionen aller Art erforderlich. Zum Glück gibt es im Betrieb leistungsfähige Computersysteme, und die haben viel Ähnlichkeit mit Ihrem Nervensystem. Das Nervensystem ist extrem gut vernetzt, von überall im Körper zugänglich und reagiert praktisch sofort auch auf kleinste Abweichungen vom Soll-Zustand.

Vorteil des Nervensystems ist allerdings, dass dieses (anders als ein Computer) keine Updates braucht, um zu funktionieren, und dass die Frage nach dem bevorzugten Betriebssystem gar nicht erst aufkommt!

Wie das Nervensystem organisiert ist

Das *Nervensystem* ist weitaus komplexer und leistungsfähiger als jeder Computer bislang. Das Gehirn fungiert als CPU (zentraler Prozessor) und leitet Nachrichten über das Rückenmark durch Nervenfasern weiter, die Verbindungen für eingehende und ausgehende Daten herstellen. Sie sprechen, hören, schmecken, sehen, denken, bewegen Ihre Muskeln und Ihre Drüsen scheiden Hormone aus – all das dank des Nervensystems. Sie reagieren auf Schmerzen, Gefahren, Temperaturen und Berührungen und verfügen über Gedächtnis, Assoziationsvermögen, Unterscheidungsfähigkeit und Empathie. Diese Funktionen sind nur ein kleiner Teil dessen, was das Nervensystem ausmacht. Nähern wir uns diesem ebenso komplexen wie faszinierenden System mit einer ersten (und äußerst oberflächlichen) Analyse:

Das Nervensystem lässt sich funktionell in drei Bereiche gliedern:

- ✔ Das **zentrale Nervensystem** (**ZNS**) umfasst das Gehirn und das Rückenmark.
- ✔ Das **periphere Nervensystem** (**PNS**) besteht aus Hirnnerven, die vom Gehirn ausgehen, und Spinalnerven, die vom Rückenmark ausgehen.
- ✔ Das **autonome Nervensystem** (**ANS**) ist ein Teil des peripheren Nervensystems und steuert und koordiniert die Funktionen der lebenswichtigen Organe des Körpers, wie Herzschlag und Atemfrequenz – alles Körperfunktionen, über die Sie gar nicht nachdenken.

Die »Arbeitseinheit« des Nervensystems ist das *Neuron*. Ein Neuron ist mikroskopisch klein, ein Nerv kann hingegen makroskopisch groß und mit dem bloßen Auge sichtbar sein. Ein *Nerv* besteht aus einem Bündel von *Axonen*, die von Hüllstrukturen (Bindegewebe) umgeben sind. *Dendriten* finden sich überwiegend im Bereich der Nervenzellen selbst; sie sind die empfangenden, verzweigten Faserenden der Neuronen. Axone leiten Impulse vom Zellkörper weg. Dendriten und Axone verlaufen wie Stränge eines Seils nebeneinander. Das Nervensystem ist in Abbildung 17.1 dargestellt.

Das zentrale Nervensystem

Das *zentrale Nervensystem* (*ZNS*) besteht aus dem Gehirn und dem Rückenmark. Das *periphere Nervensystem* besteht aus zwölf Paaren von Hirnnerven und 31 Paaren von Spinalnerven. Die *Hirnnerven* (Singular: N. cranialis) leiten Impulse zwischen dem Gehirn, dem Kopf und dem Hals weiter. Die *Spinalnerven* (Singular: N. spinalis) leiten Nachrichten zwischen dem Rückenmark, dem Brustkorb, dem Bauchraum und den Extremitäten weiter. Die Funktionen der Hirn- und Spinalnerven umfassen motorische, sensorische und autonome Aufgaben; sie sorgen unter anderem für Geruchs- und Geschmacksempfindung, das Sehen, das Hören und die Muskelbewegungen.

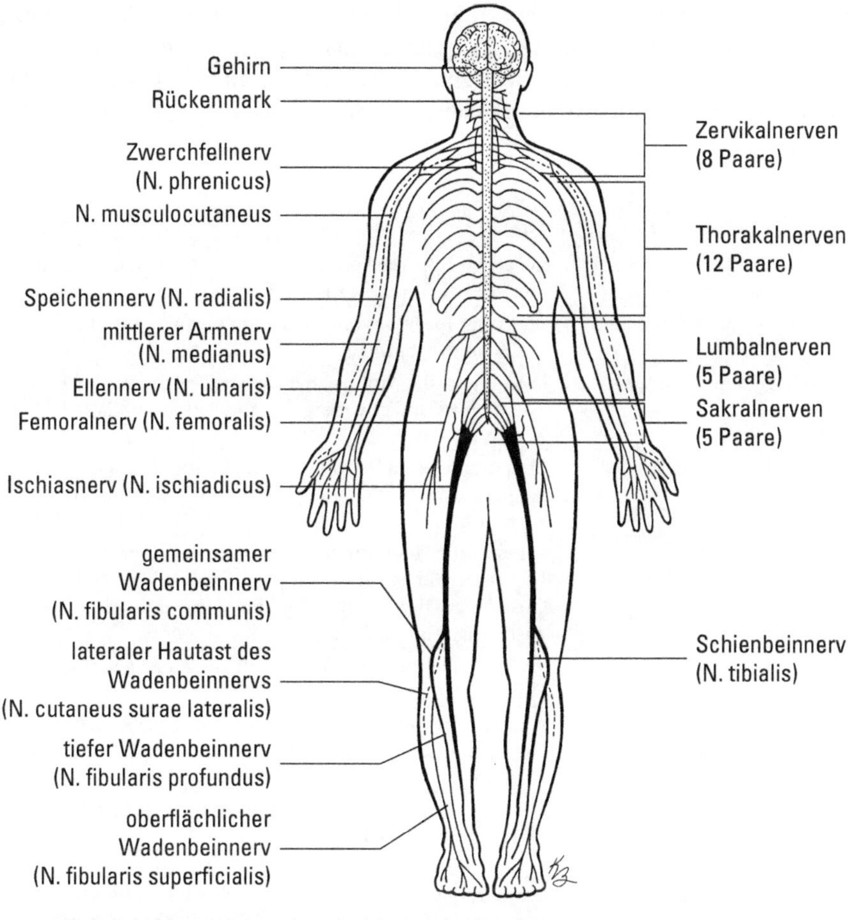

Abbildung 17.1: Das Nervensystem (© Illustration von Kathryn Born)

Das Gehirn

Das *Gehirn* (Encephalon) liegt in der Schädelhöhle; es ist das zentrale Kontrollzentrum für die Regulierung und Koordination der Körperfunktionen. Das *Rückenmark,* das mit dem unteren Teil des Gehirns verbunden ist, verläuft durch das *Foramen magnum,* eine Öffnung im Schädel, durch die das Rückenmark bis zur Wirbelsäule hinunterführt.

Den größten Teil des Gehirns macht das *Großhirn* (Cerebrum) aus. Die Nervenzellschicht, die das Großhirn bedeckt, wird als *Großhirnrinde* (Cortex cerebri) bezeichnet. Die Großhirnrinde ist in Falten, die *Gyri* (Singular: Gyrus) und Furchen oder Rinnen, die *Sulci* (Singular: Sulcus), angeordnet.

Denken, Gedächtnis, Urteilsvermögen und Assoziationen finden alle im Großhirn statt. Efferente Hirnnerven leiten motorische Impulse vom Großhirn zu den Muskeln und Drüsen, um Bewegungen und Aktivitäten zu erzeugen. Es gibt zwölf *Hirnnerven* (Singular: N. cranialis), von denen jeder eine bestimmte Funktion erfüllt:

	Bezeichnung	Funktion
I	N. olfactorius (Riechnerv)	überträgt Impulse von der Nase zum Gehirn und ist für die Geruchsfunktion zuständig
II	N. opticus (Sehnerv)	überträgt Impulse vom Auge zum Gehirn und ist für das Sehen zuständig
III	N. oculomotorius	koordiniert die Motorik der meisten Augenmuskeln und ist für Pupillenverengung und Akkommodation zuständig
IV	N. trochlearis	überträgt ebenfalls Impulse vom Gehirn zu den Augenmuskeln und ist für die Augenbewegungen zuständig
V	N. trigeminus	versorgt die Haut und Schleimhäute des Kopfes mit Impulsen und ist für die Empfindungsfunktionen im Gesicht, auf der Kopfhaut, in den Zähnen und im Kinn zuständig; Kaumuskulatur
VI	N. abducens	versorgt die Impulse vom Gehirn zu den Augen und die Funktion der Augenbewegung
VII	N. facialis (Gesichtsnerv)	versorgt die Geschmacksknospen mit Impulsen zum Gehirn und ist für den Geschmackssinn und die Mimik zuständig
VIII	N. vestibulocochlearis (Hör- und Gleichgewichtsnerv)	überträgt Impulse vom Ohr zum Gehirn und ist für das Hören und das Gleichgewicht zuständig
IX	N. glossopharyngeus	versorgt den Rachen und die Geschmacksknospen mit Impulsen zum Gehirn sowie den Rachen und die Speicheldrüsen mit Impulsen vom Gehirn; ist für die Funktionen Rachenempfinden, Geschmack, Schlucken und Speichelproduktion zuständig
X	N. vagus (Vagusnerv)	überträgt Impulse vom Rachen, von der Brust- und Bauchhöhle zum Gehirn und zurück; zu seinen Funktionen gehören die Empfindung im Rachen, das Schlucken und die Darmbewegung
XI	N. accessorius	leitet Impulse vom Gehirn zu den Schulter- und Nackenmuskeln weiter und ist für die Bewegung und das Drehen des Kopfes zuständig
XII	N. hypoglossus (Zungennerv)	leitet Impulse vom Gehirn zu den Zungenmuskeln weiter und ist für die Bewegung der Zunge zuständig

Tabelle 17.1: Die Hirnnerven

Die äußere Oberfläche des Großhirns, die Großhirnrinde, besteht aus *grauer Substanz* (Substantia grisea), darunter bildet die *weiße Substanz* (Substantia alba) den zentralen Teil des Gehirns. Die Großhirnrinde ist das Zentrum, das Sprache, Sehen, Riechen, Bewegung, Hören und Denkprozesse steuert und vier Lappen hat:

- ✔ Der **Frontallappen** ist das Zentrum für willkürliche Bewegungen, Urteilsvermögen, logisches Denken und Impulskontrolle.
- ✔ Der **Okzipitallappen** (an der Rückseite jeder Hemisphäre) steuert die visuelle Wahrnehmung, Assoziation und das visuelle Gedächtnis.
- ✔ Der **Parietallappen** sammelt, erkennt und organisiert Empfindungen wie Schmerz, Berührung, Bewegung und Position.
- ✔ Der **Temporallappen** korreliert das auditive und visuelle Gedächtnis sowie die Sprachentwicklung.

In der Mitte des Großhirns befinden sich Räume, die *Ventrikel* genannt werden. Diese Räume enthalten die wässrige Gehirn-Rückenmarks-Flüssigkeit, die durch das Gehirn und um das Rückenmark fließt und als *Liquor cerebrospinalis* (*CSF*) bezeichnet wird. Sie schützt das Gehirn und das Rückenmark vor Stößen und wirkt wie ein Polster. Die CSF kann zu diagnostischen Zwecken oder zur Entlastung des Gehirns entnommen werden.

Das *Kleinhirn* (*Cerebellum*) unterstützt die Koordination der willkürlichen Körperbewegungen und sorgt für das Gleichgewicht des Körpers. Der *Hirnstamm* (Truncus encephali), bestehend aus dem *Mittelhirn*, dem *Pons* (»Brücke«) und der Medulla oblongata, verbindet das Gehirn mit dem Rückenmark. Der Pons verbindet das Großhirn mit dem Kleinhirn und dem Hirnstamm.

Die *Medulla oblongata*, auch verlängertes Mark genannt, liegt zwischen dem Pons und dem Rückenmark. Sie steuert die Atmung sowie Herz-Kreislauf-Funktionen Der *Thalamus* oberhalb des Mittelhirns fungiert als Relaisstation für Körperempfindungen wie Schmerz, und der Hypothalamus steuert die Körpertemperatur, den Schlaf, den Appetit und die Hypophyse.

Das Rückenmark

Das Rückenmark verläuft durch den *Wirbelkanal* von der *Medulla oblongata* bis zum zweiten Lendenwirbel. Das Rückenmark leitet Nervenimpulse zum und vom Gehirn weiter. Es enthält alle Nerven, die die Gliedmaßen und den Unterkörper versorgen, und ist ein Durchgang für Impulse zum und vom Gehirn.

Ein Querschnitt des Rückenmarks zeigt einen inneren Bereich aus grauer Substanz, der die Zellkörper und Dendriten der peripheren Nerven enthält, und einen äußeren Bereich aus weißer Substanz, der die Nervenfasern enthält, die von Myelinscheiden umgeben sind und Impulse zum und vom Gehirn leiten.

Die *Hirnhäute* sind drei Schichten aus Bindegewebsmembranen, die das Gehirn und das Rückenmark umgeben. Die äußere Membran, die *Dura mater*, ist eine dicke, zähe Membran, die Kanäle für den Blutfluss in das Hirngewebe enthält. Die zweite Schicht um das Gehirn und das Rückenmark, die *Arachnoidea* (»arachnoid« bedeutet »spinnenartig«), ist lose mit den anderen Hirnhäuten verbunden. Zwischen der Dura mater und der Arachnoidea liegt der kapilläre *Subduralraum*, der Blutgefäße enthält und als Raum eigentlich nicht erkennbar ist. Die dritte Schicht der Hirnhäute, die dem Gehirn und dem Rückenmark am nächsten liegt, wird als *Pia mater* bezeichnet und besteht aus empfindlichem Bindegewebe mit einer reichen Blutgefäßversorgung. Der Spaltraum zwischen Arachnoidea und Pia mater wird als *Subarachnoidalraum* bezeichnet und enthält die Gehirn-Rückenmarks-Flüssigkeit.

Das periphere Nervensystem

Das *periphere Nervensystem* (*PNS*) besteht aus dem *somatischen* (willkürlichen) *Nervensystem*, dessen Funktionen Sie bewusst steuern können, und dem *autonomen Nervensystem*, das Sie nicht bewusst beeinflussen können. Die Nervenfasern dieses Systems liegen nicht im Gehirn oder Wirbelkanal; es verbindet das ZNS mit den anderen Teilen des Körpers. So leitet das PNS Impulse vom zentralen Nervensystem zu den Drüsen, dem Herzen, den Blutgefäßen und den unwillkürlichen Muskeln, wie sie beispielsweise in den Wänden des Darms, Magens oder der Harnblase zu finden sind.

Je nach der Übertragungsrichtung der Impulse werden periphere Nerven als afferent (hinführend) oder als efferent (wegführend) bezeichnet. *Afferente* Nerven leiten Impulse von Rezeptoren wie Haut, Augen, Ohren und Nase zum Gehirn und Rückenmark weiter. *Efferente* Nerven leiten Impulse vom zentralen Nervensystem zu den Organen weiter.

Das autonome Nervensystem wird weiter in drei funktionelle Bereiche unterteilt.

- ✔ Das **sympathische Nervensystem** aktiviert den Körper in Stress- und Krisensituationen (»fight or flight«), erhöht Herzfrequenz, Blutdruck und Atemfrequenz, erweitert die Bronchien und hemmt die Verdauung.
- ✔ Das **parasympathische Nervensystem** sorgt für Ruhe, Erholung und Verdauung (»rest and digest«), senkt Herzfrequenz und Blutdruck, fördert Speichelfluss, Darmbewegung und Verdauungssekrete.

- Das **enterische Nervensystem**, das »Nervensystem des Darms«, ist ein dichtes Netzwerk aus Millionen von Nervenzellen in der Darmwand. Es steuert weitgehend selbstständig die Peristaltik, die Sekretion von Verdauungssäften und Anteile der Durchblutung des Magen-Darm-Trakts. Obwohl es über Sympathikus und Parasympathikus beeinflusst wird, kann es viele Verdauungsprozesse ohne direkte Befehle aus dem Gehirn koordinieren. Wegen seiner Komplexität und Autonomie wird es häufig als »Bauchhirn« bezeichnet.

Wortstämme, Präfixe und Suffixe für das Nervensystem

Jetzt kennen Sie die wichtigsten Akteure des Nervensystems. Es ist kaum zu glauben, dass das Gehirn und das Rückenmark so viel Verantwortung für die Funktionen Ihres gesamten Körpers tragen. Und wie bei einem Supercomputer kann eine kleine Störung in der Aktivität der Neuronen oder in der Weiterleitung der Signale entlang des Rückenmarks den Unterschied zwischen beispielsweise Gehen und einem Leben im Rollstuhl ausmachen.

Jetzt können Sie damit beginnen, Ihren Wortschatz aufzubauen. Tabelle 17.2 listet Präfixe und Suffixe auf, die mit dem Nervensystem in Verbindung stehen.

Präfix	Bedeutung	Suffix	Bedeutung
hemi-	halb	-algie	Schmerz
hydr/o-	Wasser	-itis	Entzündung
hypn/o-	Schlaf	-lexie	Lesen
pachy-	dick	-malazie	Erweichung
para-	neben, abweichend	-manie	krankhaft gesteigertes, zwanghaftes Verlangen
polio-	grau	-mnesie	Gedächtnis
quadri-	vier	-noia	Denken, Vorstellung
sub-	unterhalb, unter	-parese	unvollständige Lähmung
		-phobie	Angst, Abneigung
		-plegie	Lähmung
		-schisis	Spaltung
		-thenia	Kraftlosigkeit, Schwäche

Tabelle 17.2: Präfixe und Suffixe zum Nervensystem

Tabelle 17.3 führt Wortstämme und Kombinationsformen des Nervensystems auf.

Wortstamm	Bedeutung
algesi/o	Schmerz, Schmerzempfindung
ästhesi/o	Empfindung, Sensibilität
cephal/o, kephal/o, zephal/o	Kopf
cerebell/o	Kleinhirn
cerebr/o, zerebr/o	Gehirn, Großhirn
crani/o, krani/o	Schädel (Kranium)
dur/o	Dura mater
ech/o	Schall
encephal/o, enzephal/o	Gehirn
gangli/o	Ganglion
gli/o	Stützgewebe des ZNS (Glia)
hypothalam/o	Hypothalamus
kinesi/o	Bewegung
medull/o	Medulla, Mark
mening/o	Hirn- und Rückenmarkshäute (Meningen)
pont/o	Pons (Brücke)
psych/o	Psyche, Geist
radicul/o, radikul/o	Nervenwurzel
schiz/o	Spaltung, Teilung
somn/i	Schlaf
thalam/o	Thalamus
vag/o	Vagusnerv
ventricul/o, ventrikul/o	Ventrikel

Tabelle 17.3: Wortstämme und Kombinationsformen

Teil V
Das Urogenitalsystem: Ausscheidung und Fortpflanzung

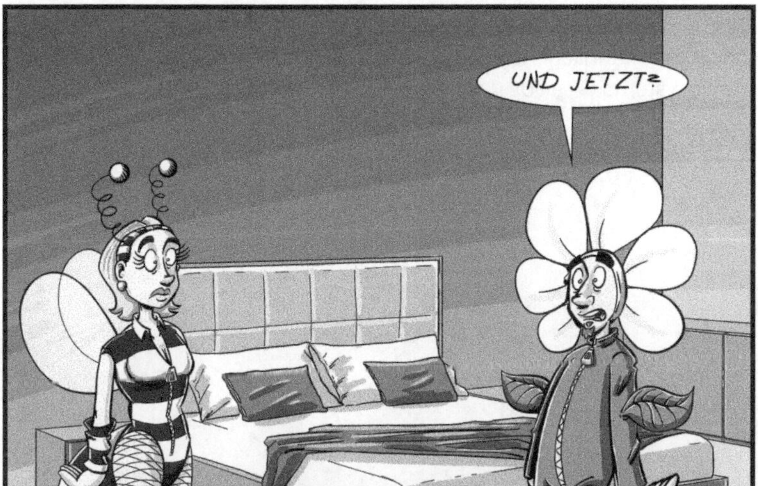

IN DIESEM TEIL …

- Sehen Sie, warum diese beiden auf den ersten Blick vielleicht nicht unbedingt zusammengehörenden Systeme in der Physiologie gemeinsam betrachtet werden
- Erklären wir, wie Harn gebildet und entsorgt wird (ohne natürlich auf die ganzen Fachbegriffe zu verzichten, die damit verbunden sind)
- Machen Sie sich mit den Strukturen und Funktionen des männlichen und des weiblichen Fortpflanzungssystems vertraut

IN DIESEM KAPITEL

So funktioniert Ihr Harnsystem

Wortstämme, Präfixe und Suffixe

Häufige Beschwerden, Erkrankungen und Diagnosen verstehen

Kapitel 18
Wenn man mal »muss«: Das Harnsystem

Wahrscheinlich denken Sie nicht jedes Mal, wenn Sie auf die Toilette gehen, darüber nach, was Ihre *Harnwege* da nun genau erledigen. Sofern jedoch Ihre Ausscheidungen schmerzen oder nicht mehr so funktionieren, wie sie sollten, haben Sie ein Problem – und genau darum geht es in diesem Kapitel.

Willkommen in der wunderbaren Welt des Harnsystems: Von den Nieren bis zur Blase ist Ihr Körper voller Organe, deren Aufgabe darin besteht, Ihren Körper durch die Bildung von Harn (Urin) von Giftstoffen aller Art im Blut zu reinigen. Ein lebensnotwendiger Vorgang, aber trotzdem reden wir nicht gern über unsere Ausscheidungen. Die deutsche Sprache ist voll von Euphemismen, um den simplen Vorgang zu verschleiern, dass Sie mal dringend *urinieren* müssen. Das sagt vermutlich niemand, obwohl es korrekt wäre – da heißt es »sich erleichtern«, »für kleine Mädchen gehen«, »eine Stange Wasser lassen«, pieseln, strullen, pullern – und dabei ist der Vorgang doch so selbstverständlich.

Hier werden wir die Dinge jedenfalls beim Namen nennen! Ein ganzer Zweig der Medizin widmet sich der Aufgabe, Ihnen dabei zu helfen, regelmäßig Ihren Beitrag in die Toilettenschüssel zu leisten. Werfen wir also einen Blick darauf, womit diese Ärzte so viel Zeit verbringen.

Wie das Harnsystem aufgebaut ist

Das *Harnsystem* besteht aus den beiden Nieren, den beiden Harnleitern, der Blase und der Harnröhre. Die Hauptfunktion dieses Systems besteht darin, Harnstoff, das Abfallprodukt des Stoffwechsels, aus dem Blutkreislauf zu entfernen und den Harnstoff dann, gelöst als *Urin*, aus dem Körper auszuscheiden.

Wird also das große Steak vom Grillabend morgen in Form von Urin ausgeschieden? Ja und nein ... Ein Steak besteht aus vor allem aus Fett und Eiweiß (das wiederum aus Aminosäuren besteht) und noch ein paar anderen Substanzen, deren Reste dann eher im Kot landen. Der Körper braucht die Aminosäuren, um zum Beispiel Muskeln, Enzyme oder Hormone aufzubauen, aber überschüssige Aminosäuren kann er nicht speichern. Der Stickstoff wird abgespalten, während das Kohlenstoffgerüst in andere Stoffwechselwege fließt. Das geschieht in der Leber, und zwar im *Harnstoffzyklus*. Stickstoffhaltige Substanzen sind schwieriger aus dem Körper zu entfernen als andere Abfallprodukte, und diese werden als wasserlöslicher *Urin* aus dem Blutkreislauf entsorgt.

Harnstoff wird in der Leber aus *Ammoniak* (NH_3) gebildet (das ist der stickstoffhaltige Rest aus dem Aminosäureabbau, der oft nicht verwertet werden kann). Der Blutkreislauf transportiert *Harnstoff* zu den Nieren, wo Harnstoff zusammen mit Wasser, Salzen und anderen Stoffwechselresten wie *Harnsäure* (Abfallprodukt des Nukleinsäurestoffwechsels) aus dem Blutkreislauf gefiltert werden kann. Die Nieren entfernen diese Abfallprodukte in Form von Urin, der über die Harnleiter in die Blase gelangt und dann über die Harnröhre aus der Blase ausgeschieden wird. Wie durch Zauberei (oder so scheint es zumindest) hat sich Ihr Steak zum Abendessen (unter anderem) in Urin verwandelt! Abbildung 18.1 zeigt das Harnsystem.

Die Nieren

Ihre beiden *Nieren* sind dunkelrotbraune, bohnenförmige Organe, die sich hinter der Bauchhöhle auf jeder Seite der Wirbelsäule in der Lendenregion befinden. Diese kleinen Organe regulieren Ihren Wasser- und Elektrolythaushalt und das Säure-Basen-Gleichgewicht im Körper. Die Nieren sind in ein Polster aus Fettgewebe eingebettet und zur Stützung von Bindegewebe umgeben. Jede Niere ist etwa faustgroß und wiegt zwischen 135 und 150 Gramm. Die linke Niere ist etwas größer und liegt etwas höher als die rechte.

Jede Niere besteht aus einer äußeren Rinde und einem inneren Markbereich. Die *Nierenrinde* (Cortex renalis) enthält Millionen von *Nephronen*, das *Nierenmark* (Medulla renalis) enthält die *Sammelrohre*, die für den Abfluss des Harns aus den

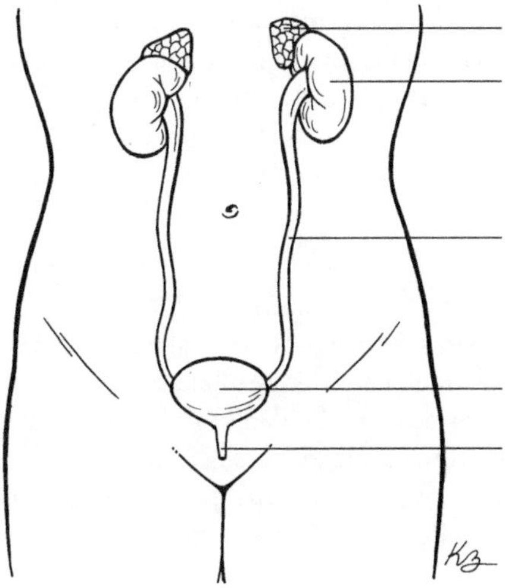

Abbildung 18.1: Das Harnsystem (© Illustration von Kathryn Born)

Nephronen verantwortlich sind. Das Nephron ist die funktionelle und strukturelle Einheit der Niere, sozusagen die »Arbeitseinheit«. Jedes Nephron ist eine mikroskopisch kleine Struktur, die Urin produziert und aus einem *Nierenkörperchen* und einem *Nierentubulus* besteht.

Der *Nierenhilus* (Hilum renale) ist ein Abschnitt an der medialen Seite jeder Niere, der den Durchgang der Blutgefäße, Nerven und Harnleiter ermöglicht.

Glomeruli (Singular: Glomerulus) sind ein Kapillarnetzwerk am Eingang jedes Nephrons. Sie helfen bei der Filtrierung des Blutes und leiten so den Prozess der Urinbildung ein. Wasser und gelöste Stoffe werden aus dem Blut in den Glomeruli durch die Kapillaren und die Wände, aus denen die Glomeruli bestehen, in die *Tubuli* transportiert. Die Nierentubuli (kleine Röhrchen, Singular: Nierentubulus) haben die Fähigkeit, Stoffe, die Ihr Körper benötigt, herauszufiltern und sie wieder ins Blut zurückzuführen.

Die Harnleiter

Ihr rechter und linker *Harnleiter* (*Ureter*, Plural Ureteren) sind muskulöse, etwa 25 bis 30 Zentimeter lange mit Schleimhaut ausgekleidete Röhren, die vom Nierenbecken bis zur Blase reichen. Der linke Harnleiter ist etwas länger, da die linke Niere höher liegt. Der Urin gelangt alle zehn bis 30 Sekunden in Schüben über jeden Harnleiter in die Harnblase, wo er bis zur *Miktion* (Entleerung) gespeichert wird.

Am Eingang der *Harnblase* befindet sich die *Harnleitermündung* (Ureterostium), die sich öffnet, damit der Urin aus jedem Harnleiter in die Blase gelangen kann. Die Öffnung arbeitet mit der peristaltischen Bewegung zusammen, die den Urin durch den Harnleiter befördert. Diese Bewegung verhindert auch, dass Urin zurück in den Harnleiter fließt, wenn sich die Blase zusammenzieht.

Die Harnblase

Die *Harnblase* (Vesica urinaria) ist ein hohler, sehr elastischer Muskelsack in der Beckenhöhle. Sie dient als vorübergehender Speicher oder »Auffangbehälter« für den Harn. Sie hat zwei Öffnungen, um den aus den beiden Harnleitern kommenden Urin aufzunehmen. Eine weitere Öffnung, die *Harnröhre*, dient als Ausgangsweg für den Harn aus dem Körper. Das *Trigonum vesicae* ist ein dreieckiger Bereich an der Basis der Blase, wo die Harnleiter in die Blase münden.

Die Kontraktion der Blase und die Relaxation des inneren *Schließmuskels* ist eine unwillkürliche Aktion, während die Aktion des äußeren Schließmuskels von Ihnen kontrolliert wird. Der Vorgang des Verhinderns oder Beendens der Entleerung (*Miktion*) ist erlernt und normalerweise willkürlich steuerbar.

Die Harnröhre

Die *Harnröhre* (*Urethra*) ist ein schlauchartiges Hohlorgan, das den Urin aus der Blase durch die Harnröhrenöffnung nach außen leitet. Die *weibliche* Harnröhre ist mit etwa drei bis fünf Zentimetern deutlich kürzer und dient ausschließlich der Urinausscheidung; sie endet zwischen Klitoris und Scheidenöffnung. Die etwa 20 Zentimeter lange männliche Harnröhre verläuft vom Blasenhals durch die Prostata und durch den Penis; sie transportiert sowohl Urin als auch Sekrete der Fortpflanzungsorgane (siehe Kapitel 19). Die Harnröhre kann übrigens Sperma und Urin nicht vermischen, sodass es schwierig ist, mit einer Erektion zu urinieren (was unerwünschte Peinlichkeiten in zärtlichen Momenten definitiv verhindert).

Wortstämme, Präfixe und Suffixe für das Harnsystem

Nun ist es wieder einmal an der Zeit, den Durchfluss (Wortspiel ist beabsichtigt) der Präfixe, Suffixe und Wortstämme in Gang zu setzen. Bei den Präfixen und Suffixen werden Sie feststellen, dass diese Anfänge und Endungen von Wörtern aus dem Bereich der Urologie meist auf einen Zustand oder eine Funktion des Harnsystems hinweisen. Tabelle 18.1 gibt Ihnen einen ersten Überblick über Präfixe und Suffixe.

Präfix	Bedeutung
an- oder a-	ohne
dys-	schwierig, schmerzhaft
poly-	viele, mehrfach
retro-	rückwärts
trans-	durch, hindurch
Suffix	Bedeutung
-ämie	Blutzustand
-ektasie	Erweiterung oder Ausdehnung
-grafie	Aufzeichnungsverfahren
-iasis	Zustand, Erkrankung
-itis	Entzündung
-kontinenz	Zurückhalten (Inkontinenz)
-lyse	Auflösung, Trennung
-megalie	Vergrößerung
-ptose	Senkung, Vorfall (Nephroptose = Senkung der Niere)
-tripsie	operative Zerkleinerung
-urie, -uresis	Harnlassen, Urin (Enuresis = Bettnässen)

Tabelle 18.1: Präfixe und Suffixe für das Harnsystem

Jetzt, da Sie die Präfixe und Suffixe im Zusammenhang mit den Harnwegen kennen, können Sie sich mit diesen kleinen Wörtern näher beschäftigen. Tabelle 18.2 enthält eine Liste der häufigsten Wortstämme und Kombinationsformen im Zusammenhang mit dem Harnwegssystem.

Wortstamm	Bedeutung
albumin/o	Albumin
azot/o	Stickstoff
bacteri/o, bakteri/o	Bakterien
cali/o, calic/o	Nierenkelch (Caliektasie = Erweiterung der Nierenkelche)
cortic/o, kortik/o	Rinde, Kortex
crypt/o, krypt/o	versteckt
cyst/o, zyst/o	Harnblase (Zystitis = Entzündung der Harnblase)
dips/o	Durst
glomerul/o	Glomerulus (Glomerulonephritis)

Wortstamm	Bedeutung
gluc/o, glyc/o, gluk/o, glyk/o	Zucker (Glukose, Glykogen)
hydr/o	Wasser
keton/o	Ketone (Ketonurie)
lith/o	Stein (Nephrolithiasis)
meat/o	Mündung, Öffnung (Meatus)
medull/o	Medulla (Nierenmark = Medulla renalis)
nephr/o	Niere
noct/i	Nacht (Nykturie = nächtliches Wasserlassen)
olig/o	wenig (Oligurie = verminderte Urinproduktion)
pyel/o	Nierenbecken
py/o	Eiter (Pyurie)
ren/o	Niere
trigon/o	Blasendreieck (Trigonitis = Entzündung des Blasendreiecks)
ur/o, Urin/o	Urin, Harn
ureter/o	Harnleiter (Ureter, Sie haben zwei)
urethr/o	Harnröhre (Urethra, Sie haben eine)
vesic/o	Harnblase (Vesica urinaria)

Tabelle 18.2: Wortstämme im Zusammenhang mit dem Harnwegssystem

Um die Harnröhre und die Harnleiter auseinanderzuhalten, merken Sie sich, dass »ureter« **zwei** »e« enthält und »urethra« nur eines. Sie haben **zwei** Harnleiter und nur eine Harnröhre.

IN DIESEM KAPITEL

Aufbau und Funktion des männlichen Reproduktionssystems

Wortstämme, Präfixe und Suffixe

Häufige Beschwerden, Erkrankungen und Diagnosen verstehen

Kapitel 19
Das männliche Reproduktionssystem

Es gibt einen schönen Spruch, der sich gerade im Hinblick auf die Fortpflanzung bewahrheitet – »It takes two to tango«, denn anders als Korallen oder Quallen können wir uns nicht ungeschlechtlich fortpflanzen. Ohne den gemeinsamen Beitrag sowohl der männlichen als auch der weiblichen Fortpflanzungsorgane kann kein Leben entstehen. Beide sind für unsere Vermehrung gleichermaßen wichtig, weshalb sie in diesem Buch jeweils ein eigenes Kapitel erhalten.

Normalerweise gilt ja »Ladies first«, aber in diesem Fall beginnen wir die Diskussion über die Fortpflanzungsorgane mit den Männern, die sich direkt an Kapitel 18 (das Harnsystem als Teil des Urogenitalsystems) anschließt. Wobei der männliche Beitrag von der Größe her (und auch im Hinblick auf den weiteren Aufwand nach einer erfolgreichen Befruchtung) ja eher mager ausfällt, aber das steht auf einem anderen Blatt.

Aufbau des männlichen Reproduktionssystems

Das Fortpflanzungssystem des Mannes hat zwei Hauptfunktionen: die Produktion von *Spermien* (Singular: Spermium), den männlichen Fortpflanzungszellen, und die Ausschüttung von *Testosteron*, dem männlichen Hormon. Die männlichen

Keimdrüsen (Gonaden) sind die *Hoden* (Singular: *Testis*). Sie werden von Nebenorganen, Gängen und Drüsen unterstützt. Zu den Gängen gehören die *Nebenhoden* (Singular: *Epididymis*), die Samenleiter, die Ejakulationsgänge und die Harnröhre. Zu den Drüsen gehören die Samenbläschen, die Prostata und die *Bulbourethraldrüsen* (*Cowper-Drüsen*). Zu den Stützstrukturen zählen der Penis, der Hodensack und die Samenstränge.

Eine männliche Samenzelle (*Spermium*) ist eine mikroskopisch kleine Zelle, die weniger als 1/10.000 des Volumens einer weiblichen Eizelle ausmacht. Im Grunde genommen bestehen Spermien nur aus einem Kopf, der das Erbgut, also die Chromosomen, enthält, und einem Schwanz. Dieser Schwanz, *Flagellum* genannt, ist eine geißelähnliche Struktur, die das Spermium zur Fortbewegung befähigt. Die Energie für diese Fortbewegung steckt im Halsteil des Spermiums, also zwischen Kopf und Schwanz, der zahlreiche *Mitochondrien* enthält.

Die Spermienzelle enthält nur wenig Nährstoffe und Zytoplasma, da ein Spermium nur so lange leben muss, bis es zur Eizelle (Oozyte) in den Eileiter der Frau gelangt ist. Von den etwa 300 bis 500 Millionen Spermien, die bei einer einzigen Ejakulation freigesetzt werden, kann nur ein Spermium die Eizelle befruchten – der Schnellste gewinnt halt!

Darüber hinaus schüttet das männliche Fortpflanzungssystem das männliche Hormon (oder Androgen) *Testosteron* aus. Testosteron ist für die Entwicklung der männlichen Keimdrüsen vom Fetalstadium bis zum Erwachsenenalter, der Hoden und Nebenhoden, der Prostata und der Samenbläschen notwendig. Auch die Entwicklung der sekundären Geschlechtsmerkmale des Mannes (Gesichtsbehaarung und die Vertiefung der Stimme) erfolgen testosterongesteuert.

Die *Prostata* (Vorsteherdrüse) und die *Samenbläschen* (Bläschendrüsen) scheiden eine alkalische Flüssigkeit aus, um die Befeuchtung und Lebensfähigkeit (Vitalität) der Spermien zu gewährleisten. Abbildung 19.1 zeigt die Anatomie dieses Systems und die Organe und Teile, aus denen es besteht.

Die Hoden

Die männlichen Keimdrüsen sind zwei eiförmige *Hoden* (Singular: *Testis*), die sich in der Nierenregion entwickeln und vor der Geburt in den Hodensack absinken. Das Innere jedes Hodens besteht aus zahlreichen gewundenen Tubuli, den *Hodenkanälchen* (Singular: Tubulus seminiferus). Hier liegen die Keimzellen, aus denen letzten Endes die Spermien entstehen, und diese Keimzellen

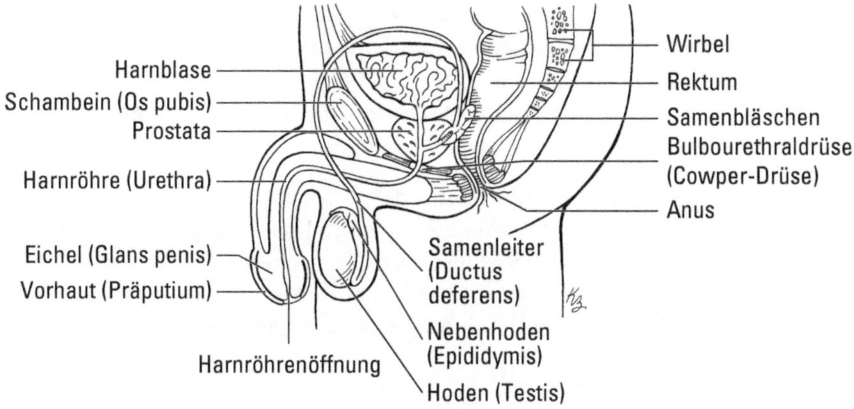

Abbildung 19.1: Die männliche Fortpflanzungsanatomie
(© Illustration von Kathryn Born)

sind eingebettet in ein Epithelgewebe aus *Sertoli-Zellen*, die für die Versorgung der Spermatogonien wichtig sind. Andere Zellen im Hoden, die *Interstitial-* oder *Leydig-Zellen*, produzieren das männliche Geschlechtshormon *Testosteron*.

Der *Hodensack* (Skrotum) ist eine Art Sack aus Haut und Muskeln, der den Hoden außerhalb des Körpers umgibt und zwischen den Oberschenkeln liegt, da für die Spermiogenese eine etwas niedrigere Temperatur als im Körperinneren nötig ist. Die Hodentemperatur wird dadurch geregelt, dass sich der Hodensack bei Kälte zusammenzieht, um Wärmeverluste zu minimieren, und sich bei Wärme entspannt, wodurch die Wärmeabgabe steigt. An diesem Vorgang ist der *M. cremaster* beteiligt.

Zwischen dem Anus und den äußeren Geschlechtsorganen befindet sich das *Perineum*.

Komplexes Kanalsystem: Vom Hoden zu den Nebenhoden

Nach ihrer Bildung wandern die Spermien durch die Hodenkanälchen (Tubuli seminiferi, Singular: Tubulus seminiferus) und werden in einem gangartigen Netzwerk gesammelt, dem *Rete testis*. Dieses Netz feiner Kanäle verbindet die Hodenkanälchen mit den Ductuli efferentes testis. Die *Ductuli efferentes testis* leiten die noch unreifen Spermien aus den Hoden zur Reifung in die Nebenhoden weiter.

Die beiden *Nebenhoden* (Singular: *Epididymis* verlaufen entlang der Länge jedes Hodens, sind im entrollten Zustand etwa fünf bis sechs Meter lang und dienen als Durchgangsstation für Spermien vom Hoden zur Körperoberfläche. Sie speichern Spermien vor der Ejakulation und scheiden Sekrete aus, die später einen Teil des *Spermas* (Ejakulat) ausmachen.

Die beiden *Samenleiter* (Singular: Ductus deferens oder *Vas deferens*) sind etwa 0,3 Zentimeter dicke und 60 Zentimeter lange Röhren und transportieren die Spermien von den Nebenhoden in Richtung der Beckenhöhle. Dort verbinden sich die Samenleiter mit dem Samenblasenkanal zum jeweiligen *Ejakulationskanal* (Ductus ejaculatorius), der durch die Prostata verläuft und in der Harnröhre endet.

Die Harnröhre

Die *Samenflüssigkeit* (*Sperma* oder Ejakulat) ist eine Mischung aus Flüssigkeit und Spermien, die durch die Harnröhre aus dem Körper ausgestoßen wird. Beim Mann verbindet sich der Ausführungsgang der Geschlechtsorgane mit der Harnröhre. Die männliche Harnröhre ist damit sowohl Teil des Harnsystems als auch des Fortpflanzungssystems, da sie sowohl die Ausscheidung von Urin als auch von Sperma unterstützt.

Die *Cowper-Drüsen*, auch *Bulbourethraldrüsen* genannt, befinden sich direkt unterhalb der Prostata und scheiden ebenfalls Flüssigkeit in die Harnröhre aus. Die Harnröhre verläuft durch den Penis und mündet nach außen.

Die Prostata

In dem Bereich, in dem der Samenleiter in die Harnröhre mündet und fast das obere Ende der Harnröhre umgibt, befindet sich die *Prostata*. Diese akzessorische Geschlechtsdrüse scheidet eine dickliche, leicht alkalische Flüssigkeit aus, die als Teil der Samenflüssigkeit die Beweglichkeit der Spermien unterstützt. Die alkalische Flüssigkeit schützt die Spermien in der Vagina und auch vor restlichem Urin in der Harnröhre des Mannes. Diese Drüse ist außerdem mit Muskelgewebe versorgt, das bei der Ejakulation die Ausstoßung der Spermien unterstützt.

Penis

Der *Penis* besteht aus drei rundlichen Schwellkörpern und erweitert sich an seiner Spitze zu einer weichen, empfindlichen Region, die als Eichel bezeichnet wird. Die *Eichel* des Penis ist von einer zurückziehbaren doppelten Hautfalte, der

Vorhaut, umgeben. Der Penis enthält die Harnröhre, die sowohl Samenflüssigkeit als auch Urin transportiert. Er ist das Organ, über das Sperma in die weibliche Vagina ausgestoßen wird.

Wortstämme, Präfixe und Suffixe der männlichen Fortpflanzungsorgane

Um eine (zugegeben, etwas weit hergeholte) Metapher zu bemühen: Da die Menschheit sowohl männliche als auch weibliche Fortpflanzungsorgane benötigt, um durch die Zeugung neuen Lebens zu überleben, benötigen die medizinischen Begriffe für das männliche Fortpflanzungssystem sowohl Präfixe als auch Suffixe, um neue Wörter zu bilden. Tabelle 19.1 listet einige Präfixe und Suffixe auf, die Sie in diesem Zusammenhang kennen sollten.

Präfix oder Suffix	Bedeutung
-cele	Hernie, Schwellung
-ektomie	chirurgische Entfernung von
hydro-	Wasser, Flüssigkeit
-ismus	krankhafter Zustand, Neigung zu
-itis	Entzündung
-megalie	Vergrößerung
-pexie	chirurgische Fixierung
-plastik	chirurgische Reparatur von
-rrhea, -rrhö	übermäßiger Ausfluss
trans-	durch, über, jenseits von

Tabelle 19.1: Präfixe und Suffixe für die männlichen Fortpflanzungsorgane

Kommen wir nun zu dem »Klebstoff«, der diese medizinischen Begriffe zusammenhält. Sehen Sie sich dazu die Wortstämme und Kombinationsformen an, die in Tabelle 19.2 dargestellt sind.

Wortstamm	Bedeutung
andr/o	männlich
balan/o	Eichel
cry/o, kry/o	Kälte
crypt/o, krypt/o	verborgen
epididym/o	Nebenhoden (Epididymis)
genit/o	Genitalien, Fortpflanzungsorgane
gonad/o	Gonaden
olig/o	spärlich, wenige, wenig
orch/o, orchi/o, orchid/o	Testis, Hoden
phall/o	Phallus, Penis
prostat/o	Prostata
scrot/o, skrot/o	Hodensack
sperm/o	Spermatozoon
spermat/o	Spermatozoen
vesicul/o, vesikul/o	Samenbläschen

Tabelle 19.2: Wortstämme des männlichen Fortpflanzungssystems

IN DIESEM KAPITEL

Was die weibliche Fortpflanzung ausmacht

Wortstämme, Präfixe und Suffixe

Häufige Beschwerden, Erkrankungen und Diagnosen verstehen

Kapitel 20
Das weibliche Reproduktionssystem

Falls Sie bei Kapitel 19 schon dachten, das männliche Reproduktionssystem sei aber ganz schön kompliziert, können wir Sie an dieser Stelle nur warnen! Das weibliche Reproduktionssystem ist kaum weniger komplex, denn es trägt nicht nur die andere Hälfte zum »Fortpflanzungspuzzle« bei, sondern auch die ganze Last, dieses neue Leben in den neun Monaten bis zur Geburt zu beschützen und zu versorgen. Eine Menge Druck für ein einziges System – ganz zu schweigen davon, dass Gebärende zum Schluss ein Baby von der Größe einer Melone aus einer Öffnung von der Größe einer Mango bringen sollen. Und damit hört es ja noch lange nicht auf, aber das soll nicht Thema dieses Buches sein.

Wie das weibliche Fortpflanzungssystem funktioniert

Das *weibliche Fortpflanzungssystem* produziert die weiblichen Geschlechtszellen, schüttet die Hormone *Östrogen* und *Progesteron* aus und schafft die Voraussetzungen für eine Schwangerschaft sowie einen sicheren Ort, an dem sich die Schwangerschaft entwickeln kann und der Embryo/Fetus heranwächst.

Die Keimdrüsen oder *Gonaden* (bei Frauen sind das die Eierstöcke) bilden zusammen mit den Eileitern, der Gebärmutter, der Vagina, den äußeren Geschlechtsorganen und den Milchdrüsen der Brust das Fortpflanzungssystem der Frau.

Die Fortpflanzung erfolgt durch die Vereinigung der weiblichen Fortpflanzungszelle, einer Eizelle, und der männlichen Fortpflanzungszelle (Spermium), was zur *Befruchtung* der Eizelle führt.

Die *Gynäkologie* ist die Lehre von den Organen, Hormonen und Erkrankungen des weiblichen Fortpflanzungssystems. Die *Geburtshilfe* ist das Fachgebiet, das sich mit der Betreuung der Frau während der Schwangerschaft und der Geburt des Kindes einschließlich der sechs bis acht Wochen nach der Entbindung befasst.

Die weiblichen und männlichen Geschlechts- oder Keimzellen (Eizelle und Spermium) unterscheiden sich von normalen Körperzellen. Jede Geschlechtszelle, auch *Gamet* genannt, ist eine spezialisierte Zelle, die nur die Hälfte der Chromosomenzahl (also 23) einer normalen Körperzelle (46) enthält. Wenn sich Eizelle und Spermium vereinigen, entsteht dabei die *Zygote* mit wiederum 46 Chromosomen, die je zur Hälfte vom Erbgut der weiblichen und der männlichen Geschlechtszelle stammen. Sehen Sie sich nun die funktionellen Teile des weiblichen Systems in Abbildung 20.1 genauer an.

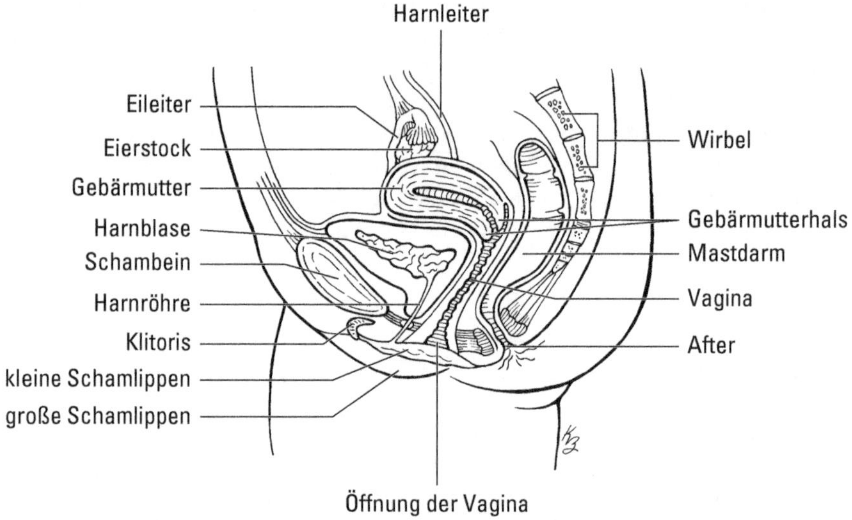

Abbildung 20.1: Das weibliche Fortpflanzungssystem
(© Illustration von Kathryn Born)

Die Eierstöcke

Die *Eierstöcke* (Ovarien, Singular: *Ovar*) sind zwei mandelförmige Drüsen, die sich auf beiden Seiten der Gebärmutter in der Beckenhöhle befinden. Zwei Ligamente verbinden die Ovarien mit Uterus und Beckenwand, das *Ligamentum ovarii proprium* und das *Ligamentum suspensorium ovarii*. Die Ovarien haben zwei Funktionen: Erstens geben sie jeden Monat eine reife Eizelle in einem Prozess frei, der als *Eisprung* (Ovulation) bezeichnet wird. Außerdem produzieren und scheiden sie die Sexualhormone *Östrogen* und *Progesteron* aus. Die Östrogenausschüttung leitet in der Pubertät die Entwicklung der weiblichen Sekundärgeschlechtsmerkmale ein und steuert die zyklischen (menstruellen) Veränderungen in der Gebärmutter, um diese auf die Einnistung einer befruchteten Eizelle vorzubereiten. *Progesteron* wird zunächst vom *Gelbkörper* (Corpus luteum) nach dem Eisprung im Eierstock und später während einer Schwangerschaft in der *Plazenta* gebildet, um eine befruchtete Eizelle zu versorgen und zu ernähren.

Jeder Eierstock enthält zig Tausende von *Eibläschen*, die *Graaf-Follikel*, die jeweils eine Eizelle enthalten, die in einer großen, mit Flüssigkeit gefüllten Follikelhöhle heranreifen. Bei einem Eisprung (*Follikelsprung* oder *Ovulation*) setzt der Graaf-Follikel die Eizelle aus dem Eierstock frei; der geplatzte Follikel füllt sich mit Blut und gelber Flüssigkeit und wird nun zum *Gelbkörper*.

Die Eileiter

Die paarig angelegten *Eileiter* (Singular: *Salpinx* oder *Tuba uterina*) führen von jedem Eierstock zur Gebärmutter (Uterus). Das Epithel der Eileiter ist mit kleinen, beweglichen *Zilien* besetzt, die durch ihre schlagende Bewegung die Eizelle in einem etwa fünftägigen Prozess durch den Eileiter transportieren. Eine Befruchtung findet im Eileiter statt, wenn Spermien vorhanden sind, aber Eizellen sind nur etwa zwölf bis24 Stunden lang befruchtbar. Wenn keine Befruchtung stattgefunden hat, zerfällt die Eizelle.

Das trichterförmige Ende des Eileiters (*Infundibulum*) trägt fransenartige Fortsätze (*Fimbrien*), die nach dem Eisprung die Eizelle regelrecht einfangen und weiterleiten. Abbildung 20.2 zeigt den *Menstruationszyklus*: Die Eizelle wird nach ihrer Freisetzung (Ovulation) von am Ende des Eileiters aufgefangen. Diese Fimbrien sorgen dafür, dass die Eizelle Richtung Uterus transportiert wird.

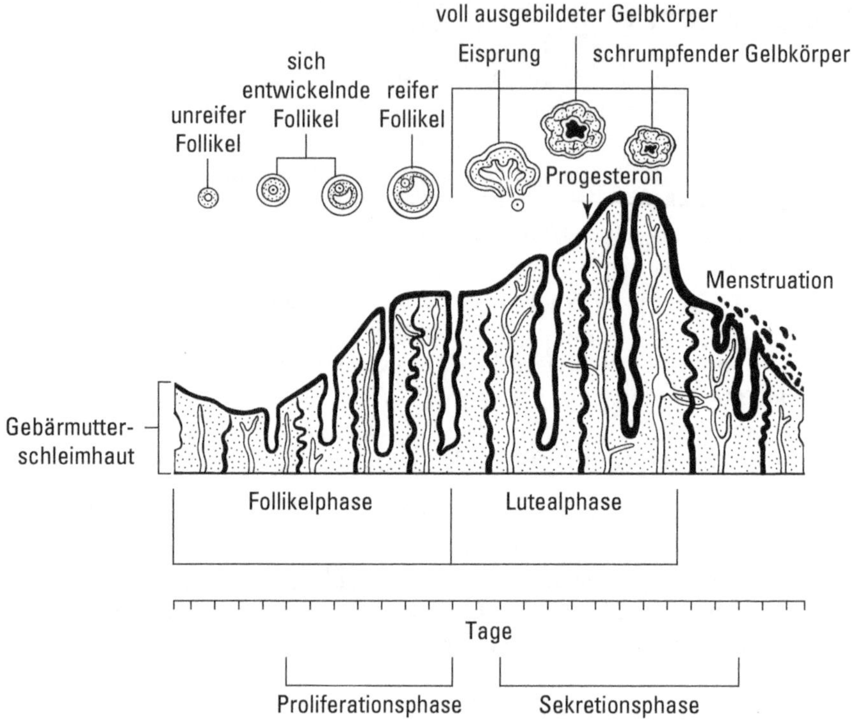

Abbildung 20.2: Der Menstruationszyklus (© Illustration von Kathryn Born)

Die Gebärmutter

Wenn es zwischen der Pubertät und den Wechseljahren zu einer Befruchtung kommt, wächst und entwickelt sich die befruchtete Eizelle in der *Gebärmutter*, dem *Uterus*. Vor allem *hCG* (*Humanes Choriongonadotropin*) ist dafür verantwortlich, dass eine Schwangerschaft erhalten wird. Das Hormon hCG wird von der Plazenta ausgeschüttet, einem mit Blutgefäßen durchzogenen Organ, das während der Schwangerschaft in der Gebärmutterwand wächst.

Der Uterus ist ein birnenförmiges, muskuläres Organ, das zwischen der Blase und dem Enddarm liegt und mit einer gut durchbluteten Schleimhaut ausgekleidet ist. Der obere, abgerundete Teil des Uterus wird *Gebärmutterfundus* (*Fundus uteri*) genannt, der mittlere, größere Teil ist der *Gebärmutterkorpus* (*Corpus uteri*). Im Korpus und Fundus der Gebärmutter entwickelt sich eine Schwangerschaft. Die Gebärmutterschleimhaut wird als *Endometrium* bezeichnet, die

Muskelschicht in der Mitte ist das *Myometrium*, und die äußere membranöse Gewebeschicht ist das *Perimetrium*. Der schmale untere Teil der Gebärmutter wird als *Zervix* (Hals) bezeichnet. Die Zervix hat an ihrem unteren Ende eine Öffnung, die zur *Vagina* (Geburtskanal) führt, die sich zur Außenseite des Körpers hin öffnet.

Die Vagina

Die *Vagina* (*Scheide*) ist ein etwa acht bis zehn cm langer, mit Schleimhaut ausgekleideter Muskelschlauch. Der Eingang zur Vagina wird als *Introitus vaginae* bezeichnet.

Die *Klitoris* befindet sich vor der Vaginalöffnung und der Harnröhrenöffnung. Die Klitoris ähnelt in ihrer Struktur dem Penis des Mannes und ist ein Organ, das aus empfindlichem, erektionsfähigem Gewebe besteht.

Die *Bartholin-Drüsen* sind zwei etwa erbsengroße Drüsen auf jeder Seite der Scheidenöffnung, die den Bulbourethraldrüsen (Cowper-Drüsen) des Mannes entsprechen. Sie produzieren ein schleimiges Sekret, das den Scheideneingang befeuchtet und die Lubrikation bei sexueller Erregung fördert.

Der Bereich zwischen der Scheidenöffnung und dem Anus wird als *Perineum* oder *Damm* bezeichnet. Bei einer vaginalen Entbindung kann der Damm während des Geburtsvorgangs reißen und wird unter Umständen eingeschnitten, um den Geburtskanal zu erweitern und einem *Dammriss* vorzubeugen (*Dammschnitt* oder *Episiotomie*).

Die äußeren Geschlechtsorgane der Frau werden in ihrer Gesamtheit als *Vulva* bezeichnet. Dazu zählen der Venushügel, die großen und kleinen Schamlippen, die Klitoris und die Bartholin-Drüsen und der Scheidenvorhof. Die *großen Schamlippen* (Labia majora) sind die äußeren Lippen der Vulva, die *kleinen Schamlippen* (Labia minora) liegen innen. Das Hymen ist eine Schleimhaut, die den Eingang zur Vagina teilweise bedeckt.

Wortstämme, Präfixe und Suffixe des weiblichen Reproduktionssystems

In Ermangelung einer besseren Metapher sind Präfixe und Suffixe in Kombination mit Grundwörtern so etwas wie Eizellen und Spermien. Für sich allein genommen ergeben sie nicht viel Sinn, aber gemeinsam kommt ganz neues Wesen heraus – eine Art »Wortbaby« (auch dieser Vergleich hinkt ordentlich, sehen Sie uns das nach …) Tabelle 20.1 listet einige relevante Präfixe und Suffixe auf.

Präfix	Bedeutung
ante-	vor
dys-	schmerzhaft, schwierig
endo-	innerhalb
hydro-	Wasser
intra-	innerhalb
multi-	viele
neo-	neu
nulli-	keine
peri-	um, herum
primi-	erste, erster
secundi-, sekundi-	zweite, zweiter
Suffix	**Bedeutung**
-algie	Schmerz
-arche	Anfang
-cyese, -zyese	Schwangerschaft
-ektomie	chirurgische Entfernung von
-itis	Entzündung
-lepsie	Anfall
-para	Anzahl der Geburten
-plastik	chirurgische Wiederherstellung
-ptose	senken, fallen, absinken
-rrhagie	übermäßiger Ausfluss, starke Blutung
-rrhaphie	Naht
-rrhoe, -rrhö	Ausfluss, Fluss
-salpinx	Eileiter
-skopie	visuelle Untersuchung
-tokie	Geburt
-tomie	operative Eröffnung, Schnitt

Tabelle 20.1: Präfixe und Suffixe für die weibliche Fortpflanzung

Durch Hinzufügen der Wortstämme und Kombinationsformen beginnen Sie, Ihre eigenen kleinen »Wortbabys« zu bilden. Wenn Sie jemals Zeit in einer Frauenarztpraxis verbracht haben, selbst als Patientin, werden Sie wahrscheinlich viele der in Tabelle 20.2 aufgeführten Wortstämme wiedererkennen.

Wortstamm	Bedeutung
amni/o	Amnion
cephal/o, zephal/o, kephal/o	Kopf (Cephalgie, Zephalgie, Kephalgie = Kopfschmerz)
cervic/o, zervic/o	Zervix, Hals
chorion/o	Chorion
colp/o, kolpo	Vagina (Kolposkopie = Untersuchung von Vagina und Muttermund)
culd/o, kuld/o	Douglas-Raum (Cul-de-sac; Kuldozentese = Flüssigkeitsentnahme aus dem Douglas-Raum)
embry/o	Embryo
endometri/o	Endometrium
episi/o	Vulva (Episiotomie = Dammschnitt)
fet/o	Fetus
fimbri/o	Fimbrien
galact/o, galakt/o	Milch
genit/o	Genitalien
gonad/o	Gonaden
gravid/o	Schwangerschaft
gynec/o, gyn/o, gynäk/o	Frau, weiblich (Gynäkologe)
hymen/o	Hymen
hyster/o	Gebärmutter
lact/o, lakt/o	Milch
lapar/o	Abdomen (Laparoskopie = Bauchspiegelung)
mamm/o, mast/o	Brust
men/o	Menstruation
metri/o	Gebärmutter
mult/i	viele
my/o	Muskel
myometri/o	Myometrium
nat/o	Geburt
null/i	keine
obstetr/o	Geburtshilfe, Entbindungskunde
olig/o	spärlich
omphal/o	Nabel
oophor/o	Eierstock
ov/o, ov/i, ovul/o	Ei, Eizelle
ovari/o	Ovar
papill/o	Papille, Brustwarze
pelv/i	Becken
perine/o	Damm

Wortstamm	Bedeutung
prim/i	Erste
pseud/o	falsch
puerper/o	Wochenbett, Kindbett
salping/o	Eileiter (Salpingitis = Eileiterentzündung)
thel/o	Brustwarze
tub/o	Röhre
umbilic/o	Nabel
uter/o	Gebärmutter
vagin/o	Vagina
vulv/o	Vulva

Tabelle 20.2: Wortstämme des weiblichen Fortpflanzungssystems

Teil VI
Top-Ten-Teil

Der **Top-Ten-** Teil

Besuchen Sie uns auf www.facebook.com/fuer-dummies!

IN DIESEM TEIL ...

- ✔ Konfrontieren wir Sie mit echten Zungenbrechern der medizinischen Terminologie
- ✔ Geben wir Ihnen ein paar Tipps mit auf den Weg, wie Sie die Aussprache meistern können

IN DIESEM KAPITEL

Schwierige Krankheitsbegriffe

Aussprache üben, um wie ein Profi zu klingen

Kapitel 21
Zehn Systeme mit zungenbrecherischen Fachbegriffen

Sie wollen mehr wissen und vor allem komplizierte medizinische Fachbegriffe lernen. Aber da gibt es immer wieder Tücken im System, und zwar insbesondere Begriffe, die sich schwer aussprechen lassen und zu den schwierigsten gehören, die es zu schreiben und auszusprechen gilt. Hier ist für jeden etwas dabei, denn wir bewegen uns quer durch unsere persönlichen Favoriten der Zungenbrecher für zehn Körpersysteme, die Sie bereits kennengelernt haben. Ach ja, ein bisschen Hintergrundwissen vermitteln wir nebenbei auch noch!

Das Skelettsystem

Die folgenden drei Krankheiten sind nach ihren Entdeckern benannt – und bekannt für ihren komplizierten Namen, der immer wieder zu Rechtschreibfehlern führen kann. Das *Kohler-Pellegrini-Stieda-Syndrom* ist eine Erkrankung, bei der es aufgrund eines Traumas zu einer halbmondförmigen Knochenbildung im oberen Teil des medialen Kollateralbandes des Knies kommt.

Dann gibt es noch den *Morbus Kummell-Verneuil,* eine Kompressionsfraktur der Wirbel, die einige Wochen nach einer Wirbelsäulenverletzung auftritt.

Weiter südlich im Skelett stößt man auf den *Morbus Osgood-Schlatter,* eine Osteochondrose der Tibiatuberositas, die meist bei Jugendlichen auftritt.

Das muskuläre System

Auch manche Muskelerkrankungen klingen, als wären sie aus einer Laune heraus benannt worden, um die Rechtschreibung der Studenten zu testen. Da gibt es die *De-Quervain-Krankheit*, eine schmerzhafte Sehnenscheidenentzündung, die durch eine unspezifische Entzündung der Sehnenscheide der Daumenmuskeln verursacht wird.

Und, wie wäre es mit der *Duchenne Muskeldystrophie* (DMD)? Diese Krankheit ist eine Muskeldystrophie mit progressiver Muskelschwäche durch Gendefekt im Dystrophin-Gen.

Und den Preis für die Krankheit, die am ehesten nach einer Figur aus Cluedo klingt, gewinnt unserer Meinung nach das *Münchmeyer-Syndrom*, auch bekannt als *Fibrodysplasia ossificans progressiva* (*FOP*). Lustige Namen, allerdings sehr unlustige Krankheiten.

Das Integumentsystem

Auch Ihr größtes Organ ist eine Brutstätte für zungenbrecherische Krankheiten. Fangen wir an mit der *Quinquaud-Krankheit* (Folliculitis decalvans), einer Entzündung der Haarfollikel, die zu Haarausfall, roter Kopfhaut und Pusteln um die Haarfollikel herum führt.

Da gibt es das *Lewandowsky-Lutz-Syndrom* (auch unter dem Namen *Epidermodysplasia verruciformis* bekannt), eine seltene erbliche Hauterkrankung mit Makulae und Papeln an Händen und Füßen. Betroffene haben ein hohes Risiko, an Krebs oder dem humanen Papillomavirus (HPV) zu erkranken. Männer haben ein hohes Risiko für die *Mucha-Habermann-Krankheit*, auch *Pityriasis lichenoides et varioliformis acuta* (PLEVA) genannt, eine Erkrankung des Immunsystems, die durch Hautausschlag und Läsionen auf der Haut gekennzeichnet ist. Passend zu den Krankheitsnamen, für die man zwei Ärzte zum Preis von einem bekommt, gibt es auch noch:

- ✔ **Arndt-Gottron-Syndrom:** Hauterkrankung mit diffuser Hautverdickung und darunter liegenden Papeln (papulöse Muzinose oder Skleromyxoedem)
- ✔ **Morbus Hailey-Hailey** (Pemphigus chronicus benignus familiaris oder Dyskeratosis bullosa hereditaria): genetische Störung, die zur Bildung von Blasen auf der Haut führt

- **Oppenheim-Urbach-Krankheit** (Necrobiosis lipoidica): seltene Hauterkrankung, die bei Diabetikern auftritt und familiär gehäuft vorkommt, mit roten und gelben Papeln, meist an den unteren Extremitäten

Sie verdienen wirklich Respekt, wenn Sie diese Krankheiten fehlerfrei aufschreiben können!

Erkrankungen der Sinnessorgane

Die Namen dieser sensorischen Erkrankungen klingen teilweise, als stammten sie direkt aus einem IKEA-Katalog. »Pendred« ist beispielsweise kein Bücherregal, sondern eine genetische Erkrankung (*Pendred-Syndrom*), die bei Kindern zu frühzeitigem Hörverlust führt.

Oder, wie wäre es mit der *Riga-Fede-Krankheit*, einer seltenen Erkrankung der Mundhöhle, die bei Neugeborenen Geschwüre auf der Zunge und der inneren Unterlippe hervorruft?

Und schließlich gibt es noch das *Eales-Syndrom* (Angiopathia retinae juvenilis), eine Augenerkrankung mit Entzündung und Verstopfung der Netzhautblutgefäße mit wiederkehrenden Netzhaut- und Glaskörperblutungen.

Tja, seinen Namen kann man sich schließlich nicht aussuchen … und die lateinischen Bezeichnungen erst recht nicht.

Das Herz-Kreislauf-System und das Lymphsystem

Es wird Sie kaum wundern, dass auch das Herz kein Unbekannter ist für seltsam benannte Krankheiten:

- **Fallot-Tetralogie** (Morbus Fallot): ein angeborener Herzfehler mit Pulmonalstenose, Ventrikelseptumdefekt, überreitender Aorta und Rechtsherzhypertrophie (schon allein die Erklärung kann Sie schwer ins Schwitzen bringen)
- **Döhle-Heller-Syndrom:** Entzündung der Aorta, die im Spätstadium der Syphilis auftritt

Die Atemwege

Diese Atemwegserkrankungen sind nicht unbedingt die schlimmsten Zungenbrecher, haben aber sicherlich seltsame Namen. Da wäre zum Beispiel die *Vogelzüchterlunge* (auch Taubenzüchterkrankheit oder Vogelhalterlunge genannt), eine Form der exogen-allergischen alveolären Pneumonitis (Lungenentzündung), die durch den Kontakt mit Vogelkot verursacht wird.

Dann gibt es noch die *Darling-Krankheit,* die durch den Pilz *Histoplasma capsulatum* in der Lunge verursacht wird. Unbehandelt verläuft sie tödlich und tritt häufig bei Aids-Patienten aufgrund ihres geschwächten Immunsystems auf.

Kennen Sie *Morbus Bornholm,* eine Erkrankung, die durch das Coxsackie-B-Virus verursacht wird? Sie ist nach der dänischen Insel benannt, auf der die ersten Fälle auftraten, und zeichnet sich durch starke Brustschmerzen und Atembeschwerden aus. Wegen des plötzlichen Auftretens und des Gefühls eines eisernen Griffs um den Brustkorb wird diese Erkrankung auch *Teufelsgriff* genannt.

Das Magen-Darm-System

Die Namen dieser Magen-Darm-Erkrankungen sind fast so kompliziert wie die Krankheiten selbst. Keine dieser Krankheiten ist lustig – aber ihre Namen sind es auf jeden Fall. Nehmen wir zum Beispiel das *Cruveilhier-Baumgarten-Syndrom,* eine sehr seltene Krankheit mit einer Rekanalisation der Umbilikalvene beziehungsweise der Paraumbilikalvenen aufgrund einer portalen Hypertonie durch Leberzirrhose.

Ein weiteres Beispiel ist der *Morbus Hirschsprung* (*aganglionäres Megakolon*), eine angeborene Fehlbildung des enterischen Nervensystems, die bei Neugeborenen zu Darmverschluss führt und häufig mit Trisomie 21 (Down-Syndrom) einhergeht.

Das endokrine System

Im endokrinen System geht der Preis für die Krankheit mit dem seltsamsten Namen (mit viel Pomp und Zeremoniell) an den *Morbus Pompe,* eine seltene Erbkrankheit, die zu Muskelschwäche führt. Sie wird auch als *Glykogenspeicherkrankheit Typ II* bezeichnet und wird durch einen Mangel oder eine Fehlfunktion des Enzyms saure α-Glukosidase (GAA) in den Lysosomen verursacht. Für andere

Erkrankungen dieses Systems ist MEN (die *multiple endokrine Neoplasie*) verantwortlich. Bei *MEN* handelt es sich um eine Gruppe von Erkrankungen, die das Netzwerk der hormonproduzierenden Drüsen des Körpers mit Tumoren in der Nebenschilddrüse, der Hypophyse und der Bauchspeicheldrüse beeinträchtigen. Diese Wucherungen können gutartig oder bösartig sein.

Das Nervensystem

Das Nervensystem trägt noch mehr verrückte Namen zur Zungenbrecher-Party bei. Da gibt es die *Machado-Joseph-Krankheit* (*spinozerebelläre Ataxie Typ 3*), eine seltene erbliche neurodegenerative Erkrankung, die zu einem Verlust der Muskelkontrolle und Koordination aller Extremitäten führt, der sich mit der Zeit zunehmend verschlimmert. Begrüßen Sie auch die *Spielmeyer-Vogt-Krankheit,* eine Erbkrankheit, die das Nervensystem von Kindern mit sich entwickelndem Sehverlust, motorischen Behinderungen, Sprachschwierigkeiten und Krampfanfällen beeinträchtigt.

Ein weiterer Begriff für beliebte Rechtschreibfehler ist die *Creutzfeldt-Jakob-Krankheit,* eine degenerative Erkrankung des Gehirns, die zu Demenz und zum Tod führt. Schließlich gibt es noch das *Recklinghausen-Syndrom* (*Neurofibromatose Typ 1* oder NF1), eine genetische Erkrankung, die durch Tumorwachstum an Nerven in Geweben und Organen gekennzeichnet ist. Diese Tumore können bösartig werden.

Das Harnwegs- und das Fortpflanzungssystem

Harn- und Fortpflanzungssystem sind, wie zu erwarten, reich an anzüglichen Witzen. Die meisten dieser Krankheiten klingen zwar lustig, aber auch nur, wenn Sie davon nicht betroffen sind. Nehmen wir zum Beispiel *Munk.* Die Lipoidnephrose ist eine seltene Ursache des nephrotischen Syndroms im Kindesalter, bei der die glomeruläre Filterbarriere gestört ist. Mikroskopisch sind kaum Veränderungen sichtbar, weshalb sie auch »Minimal-Change-Krankheit« genannt wird.

Außerdem gibt es die *Marion-Krankheit,* eine angeborene (primäre) Blasenhalsobstruktion (PBNO), und den *Morbus Cacchi-Ricci* (*medulläre Schwammniere*), eine angeborene Nierenerkrankung, die durch eine zystische Erweiterung der Sammelkanälchen in einer oder beiden Nieren gekennzeichnet ist.

Im Bereich der Fortpflanzungsorgane kann man unter *Priapismus* leiden, einer anhaltenden schmerzhaften Erektion ohne sexuelles Verlangen oder Erregung. Benannt nach *Priapus*, dem römischen Gott der männlichen Potenz, ist Priapismus definitiv ein Grund, einen Arzt aufzusuchen. Ebenso nervig wie schmerzhaft ist die *Peyronie-Krankheit* (*Induratio penis plastica*), bei der es zu einer Krümmung des erigierten Penis aufgrund einer Gewebeverdickung, die den Penis an einer Seite zusammenzieht, kommt.

Damit sich Frauen in diesem Club der seltsamen geschlechtsspezifischen Erkrankungen nicht ausgeschlossen fühlen, gibt es auch einige spezielle Krankheiten für Sie. Da wäre das *Chiari-Frommel-Syndrom*, eine seltene hormonelle Störung, die nach einer Geburt auftritt und durch eine anhaltende Milchproduktion, das Ausbleiben der Menstruation und eine Verkleinerung der Gebärmutter (*Uterusatrophie*) gekennzeichnet ist. Nicht zu vergessen ist auch die *Schimmelbusch-Krankheit*, eine gutartige Brusterkrankung, bei der sich aufgrund einer Erweiterung der Milchgänge zahlreiche kleine Zysten bilden. Und schließlich gibt es noch die *Breisky-Krankheit* (*Kraurosis vulvae*), eine fortschreitende Erkrankung, die bei Frauen nach der Menopause die äußeren Geschlechtsteile (Vulva) betrifft. Sie ist gekennzeichnet durch Juckreiz, Brennen und Schmerzen im Genitalbereich.

Abbildungsverzeichnis

Dummies Junior – die frechen »… für Dummies« für interessierte Kids und Jugendliche

- Projekte zum Ausprobieren, Programmieren und Experimentieren
- Mit pädagogischem Konzept
- Viele Abbildungen in Farbe
- Verständliche Texte mit einfachen Erklärungen – auch bei schwierigen Themen
- Inhalte in Workshops erprobt

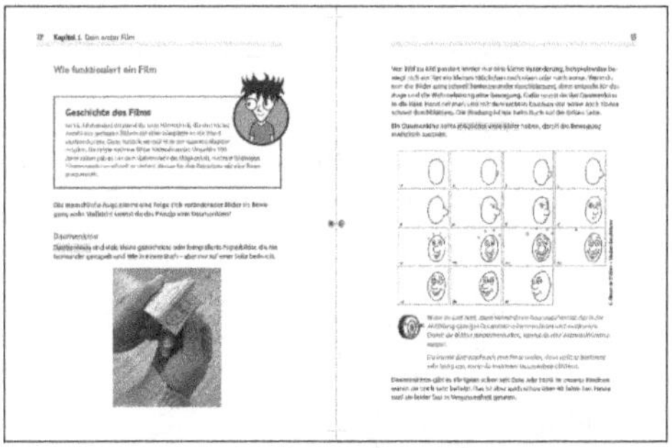

M. Schenk

Mein Weg zu den Sternen für Dummies Junior

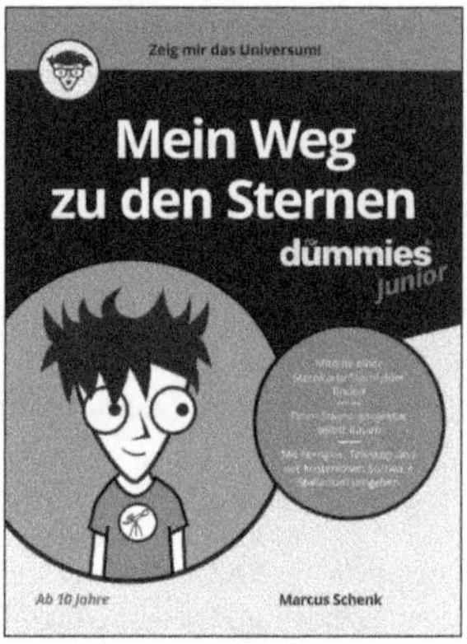

1. Auflage 2022 **ISBN:** 978-3-527-71908-2

224 Seiten

Format: 176 mm x 240 mm

Ladenpreis: 18,– €*

Schau in den Himmel und lerne die Planeten, Sterne und Sternbilder kennen. Ob mit bloßem Auge, Fernglas oder Teleskop

M. Weiß und V. Borngässer

Stop-Motion-Trickfilme selber machen für Dummies Junior

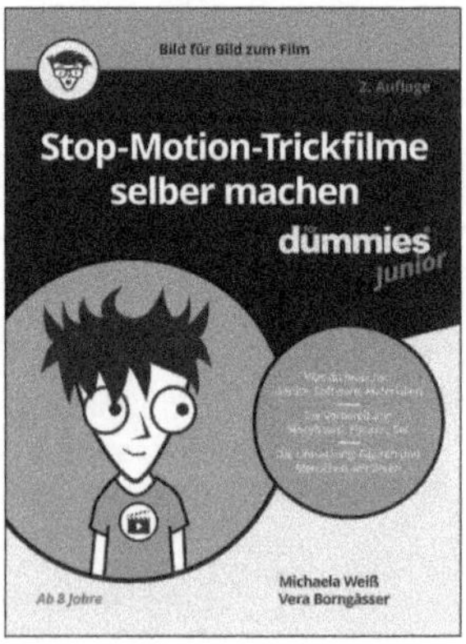

2. Auflage 2023 **ISBN:** 978-3-527-72043-9

176 Seiten

Format: 176 mm x 240 mm

Ladenpreis: 16,– €*

Schritt für Schritt zum eigenen Stop-Motion-Video mit der richtigen Beleuchtung, passenden Geräuschen und Spezialeffekten. Hier erfährst du, wie es geht.

* Der €-Preis gilt nur für Deutschland. Preisänderungen und Irrtümer vorbehalten.

C. Ermel und O. Runge

Programmieren und zeichnen mit Python für Dummies Junior

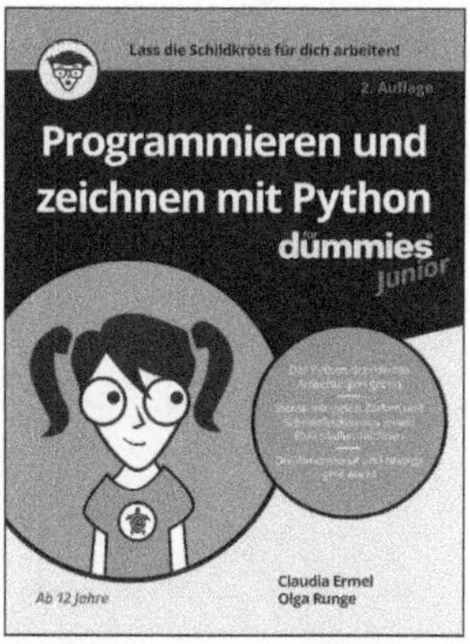

2. Auflage 2022	**ISBN:** 978-3-527-71995-2
224 Seiten	
Format:	176 mm x 240 mm
Ladenpreis:	18,- €*

Zaubere tolle Bilder mit dem Computer! Du brauchst dafür nur ein paar einfache Befehle aus der Programmiersprache Python.

W. Eagle et al.

TikTok-Videos selber machen für Dummies Junior

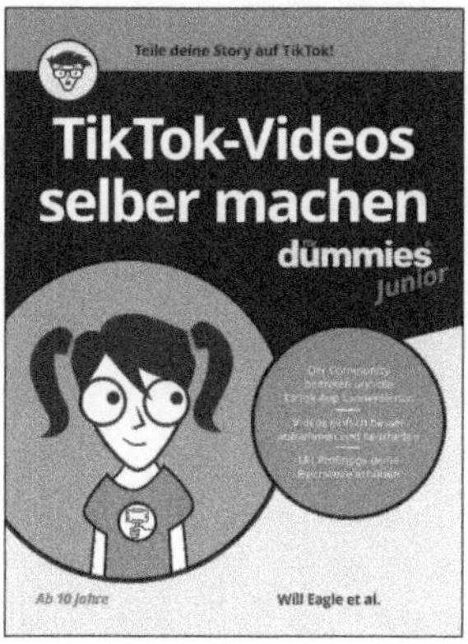

1. Auflage 2023	**ISBN:** 978-3-527-72133-7
160 Seiten	
Format:	176 mm x 240 mm
Ladenpreis:	17,-€*

Werde Teil der TikTok Community und begeistere andere mit deinen Ideen. In diesem Buch erfährst du, wie du Videos mit dem Smartphone erstellst, bearbeitest und mit deinen Freunden teilst.

C. Ermel und N. Rosenfeld

Spaß mit Elektronik für Dummies Junior

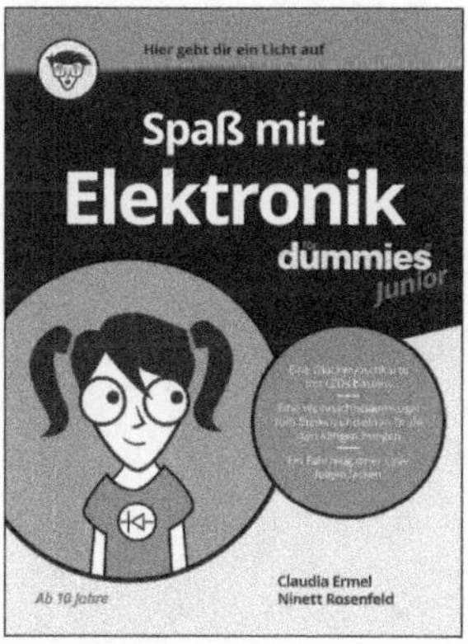

1. Auflage 2020	**ISBN:** 978-3-527-71705-7
198 Seiten	
Format:	176 mm x 240 mm
Ladenpreis:	15,- €*

In diesem Buch lernst du, Schaltungen für coole Gadgets aufzubauen: eine Glückwunschkarte, die leuchtet, eine blinkende Weihnachtsbaumkugel, einen klingenden Draht und anderes mehr.

* Der €-Preis gilt nur für Deutschland. Preisänderungen und Irrtümer vorbehalten.

Stichwortverzeichnis

H

N

Denken verstehen

FRANK AMTHOR

Das menschliche Gehirn für Dummies

3., vollständig überarbeitete Auflage

2024. 320 Seiten. Broschur

ISBN: 978-3-527-72176-4

Ladenpreis: € 20,-

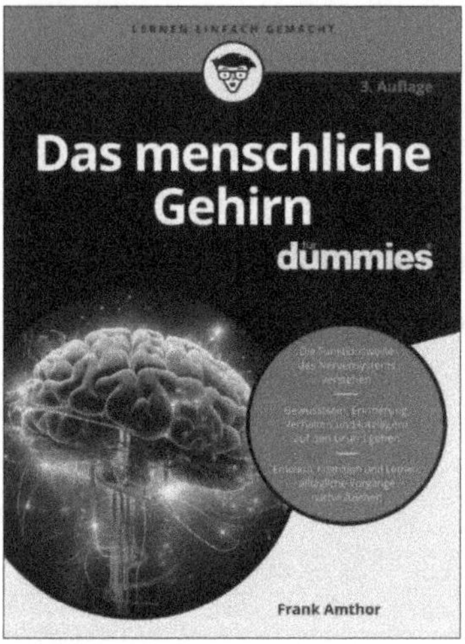

Haben Sie sich auch schon einmal gefragt, warum die Menschen sich so verhalten, wie sie sich verhalten? Leicht verständlich und anhand vieler Beispiele erläutert Frank Amthor, wie das Gehirn, das Nervensystem und die fünf Sinne funktionieren. Er erklärt, wie das Gehirn unsere Bewegungen, unser Bewusstsein, unsere Wahrnehmungen und Emotionen steuert. Er erläutert auch, was passiert, wenn die Arbeitsteilung im Gehirn gestört ist und wie die Medizin dann weiterhelfen kann. Sie erfahren, was Intelligenz ausmacht, wie wir Sprache erwerben und verarbeiten und wie das Lernen und die Erinnerung funktionieren.

Besser leben mit Arthrose

SANDRA KRÜGER

Arthrose lindern für Dummies

2021. 368 Seiten. Broschur

ISBN: 978-3-527-71741-5

Ladenpreis: € 18,-

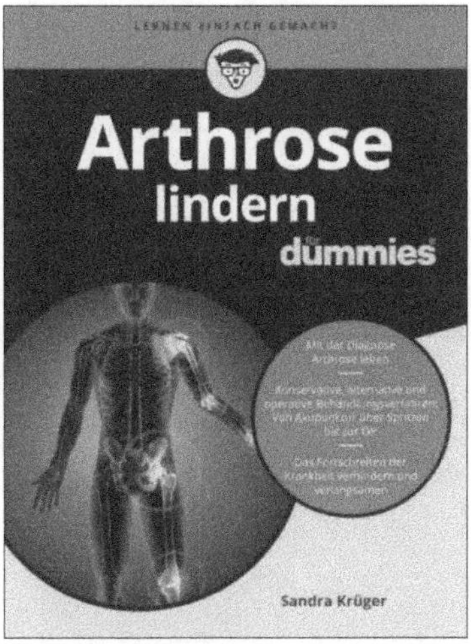

Sie leiden an Arthrose? Dieses Buch klärt Sie umfassend und verständlich über diese weit verbreitete Gelenkerkrankung auf. Sie erfahren, welche Formen von Arthrose es gibt, woran Sie und Ihr Arzt eine Arthrose erkennen und vor allem, was Sie gegen die Steifheit, die Bewegungseinschränkungen und die Schmerzen tun können. Dr. Sandra Krüger stellt Ihnen konservative, alternative und operative Behandlungsmöglichkeiten vor und zeigt Ihnen, wie Sie durch mehr Bewegung und entzündungshemmende Nahrungsmittel Ihre Beschwerden lindern können. Für mehr Beweglichkeit und weniger Schmerzen!

*Der €-Preis gilt nur für Deutschland. Preisänderungen und Irrtümer vorbehalten.